医院信息中心建设管理手册

主　编　刘乃丰

编　委　（以姓氏笔画排序）

史亚香　刘乃丰　刘　云

仲晓伟　张　顼　居益君

钱隼南　黄如春　黄学宁

秘　书　史亚香（兼）

东南大学出版社

·南　京·

图书在版编目(CIP)数据

医院信息中心建设管理手册/刘乃丰主编. —南京：
东南大学出版社,2020.7

ISBN 978 - 7 - 5641 - 8973 - 0

Ⅰ.①医…　Ⅱ.①刘…　Ⅲ.①医院—信息中心—手册

Ⅳ.①R197.324 - 62

中国版本图书馆 CIP 数据核字(2020)第 116687 号

医院信息中心建设管理手册

主　　编	刘乃丰
出 版 人	江建中
出版发行	东南大学出版社
	(江苏省南京市四牌楼 2 号东南大学校内　邮政编码 210096)
网　　址	http：//www.seupress.com
印　　刷	南京玉河印刷厂
开　　本	710mm×1000mm　1/16
总 印 张	15.75
总 字 数	290 千字
版 印 次	2020 年 7 月第 1 版　2020 年 7 月第 1 次印刷
印　　数	1～2000 册
书　　号	ISBN 978 - 7 - 5641 - 8973 - 0
定　　价	45.00 元

(＊东大版图书若有印装质量问题,请直接与营销部联系,电话 025－83791830)

前　言

　　信息化建设在医院运行管理中发挥着越来越重要的作用,如支撑诊疗流程改造,保障医疗质量安全,促进资源数据整合,践行大卫生大健康理念等。我国医疗机构信息化建设经历了管理信息化、临床信息化和医疗智慧化三个阶段。医院信息部门(中心)同时拥有管理者、需求者、技术实现者三种角色,作为医院运行过程中重要的信息技术支撑平台,更应该将这三种角色进行科学转换,推进医院信息化逐步走向全覆盖。

　　随着云计算、大数据、人工智能等新技术的快速发展,给人类社会各个行业带来了新机遇。作为知识和技术密集型的医疗行业,我们需要加快推进信息化、智能化,合理选择及应用新技术。医疗信息化发展应以保障人民健康和生命安全为目标,助力健康中国战略的实施。既要服务好患者,也要支撑好医院运转,更要准备好行业变革,追求有价值的医疗。

　　我国医院信息化建设已经进入了新的阶段,医院信息部门(中心)作为关键角色更要适应这种变化。信息化的规范、标准、指南、流程、数据库与知识库极为重要,人才梯队培养和医学信息学教育教学也是信息化事业长远发展更重要的基础。有鉴于此,我们约请了省内部分医学信息化专家编写了这本手册,涉及信息中心基本运行工作内容,供同行在日常工作中查阅和参考,期望对医院信息部门(中心)建设管理有所帮助。由于这一领域进展很快,编者水平有限,难免有不足之处,请同行不吝指正。

刘乃丰

2020 年 6 月

目　　录

第四篇　医院信息资源的管理

附　　录

第一篇　医院信息化建设与发展

第一章　医院信息化的意义与要求

随着信息技术的迅速发展,信息化、数字化已经进入各行各业和人们生活中的方方面面,使业务得到了更好更快的发展。特别是在医疗卫生行业,从单机到联网的各种医疗收费系统、管理系统和医疗信息处理系统等正在医院医疗服务过程中实现,成为推动医疗卫生行业转型和发展的动力和源泉。

国务院办公厅发布的《中共中央国务院关于深化医药卫生体制改革的意见》和《国务院办公厅关于城市公立医院综合改革试点的指导意见》文件,指明了医院信息化建设是以医院管理和电子病历为重点,强化信息技术标准应用和数据安全管理的共享的医疗卫生信息系统。现今正全面实施健康医疗信息惠民行动计划,其依靠大数据支撑,强化对医疗卫生服务的绩效考核和质量监管,使新医改形式下基于大数据、移动互联、云平台等新时代技术的医院信息化建设具有以下特点。

一、医院规范化管理的决策工具

信息化建设首先可以规范医疗行为,保证处方管理、用药规范、住院制度等医疗卫生法律、法规及医院规章制度的严格执行。其次可以极为便捷地建立各项资金开支、设备使用等的数据库,管理人员可以实时监控资金流向,使得医院的各项开支更加合理,减少不必要的中间环节开支,最大限度地减少资源浪费。

医院信息化建设利用计算机软硬件技术、网络通信技术等现代化手段,对医院的人流、财流、物流进行综合管理,对医疗活动各阶段产生的数据进行采集、储存、处理、分析、传输及交换,为医院的整体运行提供全面的、自动化的管理及各种服务,如可以自动采集、分发、推送工作任务清单,为医务人员开展医疗服务活动提供支撑。通过信息化手段,能够实现精确高效化管理,提高医院的核心竞争力,实现医院管理从定性到定量、从静态到动态、从一个点到多个面的转变,提高医院的工作效率和科学决策能力,使以往管理中容易被忽视的环节得到重视,保证管理工作的准确性。

二、医疗诊断标准化的帮手

电子病历医院信息系统（hospital information system，HIS）、精准医学、"互联网＋"概念正式进入医院建设新蓝图，减少了医院的业务层级，提升了快速响应需求的能力，大大方便了院内的信息共享，既保证了诊断、护理时能看到必要的数据，又保护了患者的隐私和医院管理的相关机密。各种数据库、知识库的标准化，实现了医院信息系统医疗质量安全管理的标准化，从而建立了以医疗质量安全为核心的标准化应用体系，可帮助医生更好地完成治疗。

同时，医院与医院之间的患者就诊信息的共享，实现了医院内部和区域之间信息资源的高效统一、系统整合、互联互通，提高了医疗服务质量和效率，优化了服务流程，预防和减少了医疗差错，减少了人为疏忽带来的影响，促进了区域内医院医疗质量的提高，控制和降低了医疗成本，构建了和谐的医患关系。

三、医改破局的关键

新医疗改革充分表明了医院未来的发展方向及目标，同时也促进了医疗行业的进步，最关键的是对医院信息化建设提出了非常高的要求。在信息化逐渐成为医院发展重要环节的今天，信息系统的有效开发与应用为医院建设创造了很好的条件。

新医改方案关于"建立实用共享的医药卫生信息系统"的要求，与区域卫生信息化建设密切相关。因为区域卫生信息化建设的目的，就是建立一套以科学管理为基础，以规范运行为核心，以计算机、网络通信、信息技术为手段，集卫生行政、预防保健、医疗康复、教育培训、管理等为一体的现代化区域卫生信息系统，为政府部门、卫生行政管理部门、社会大众提供卫生信息管理和卫生信息服务。医院信息化建设应当关注新医改方案的要求，在此基础上进行整体规划、系统研发和部署实施。

在新时期、新形势下，信息化建设是实现医院现代化管理的关键所在。要求继续以"医院信息化建设"为支撑点，不断完善医院的各项流程再造工作，逐步实现医院各项工作的精细化管理，真正完成医院管理模式的转变。医疗发展应从医疗卫生全行业的高度和广度制订全面提升的发展框架，提出具体的发展路径，包括五个方面：一是以标准化和规范化为切入点，加强医院信息化发展的顶层设计；二是促进区域卫生信息平台的发展，逐步实现医疗信息的共享；三是强化以电子病历为核心的健康档案建设；四是以 HIS 为主要支撑，加强医院信息平台的建设；五是吸收引进国外已有的标准化成果，推进我国医疗信息标准建设。

第二章 医院信息化建设的目标和任务

一、全力打造服务型"医疗中心"

医院信息化建设是要建立全面的管理信息系统和临床信息系统,用最先进的 IT 技术实现全院信息资源(人、财、物、医疗信息)的数字化,优化和整合医院内外相关资源为临床及管理服务,提供先进的、便捷的、人性化的医疗服务。同时建立区域健康信息服务平台,提高本地区的医疗服务水平,提高医院的整体经营效益与社会效益,实现医院的同质化管理,打造现代化的数字医院,达到操作人性化、数据集成化、程序智能化、办公无纸化、设备无线网络化的目标。

二、通过信息化建设"同质化"管理医院

通过医院信息化,优化流程,减少工作环节,降低人力成本,提高各部门的工作效率和质量。通过建立统一的数据标准,实现系统间互联互通,有效整合挖掘数据,消除信息孤岛,实现患者连续性医疗照顾,减少重复性检查。通过无纸化、无胶片化办公,降低医院成本,提高患者看病舒适度。通过有合理利用信息技术,获取医院日常运营总的海量数据,变经验管理为数字管理,变粗放式管理为精细化管理。通过信息技术,扩展医院信息服务,为广大人民群众提供更多的医疗健康服务。

三、顺应医院信息化未来发展趋势

在新医改和市场化的影响下,医院开始专注于改善医疗服务质量、提高业务运营效率、加强内部管理、降低运营成本,以提高医院竞争力。坚持社会效益为第一位,通过提高社会效益来提高经济效益,通过提高经济效益,增进经济实力,扩大再生产和发展医学科学技术,以进一步提高社会效益,已成为医院生存与发展的战略问题。

只有不断接收新思想,应用新技术,加强医院信息化建设,加大医院信息化在医疗管理层面应用的深度和广度,才能推进医院管理由静态管理转变为动态管理,由结果管理转变为过程管理,由手工管理转变为自动管理。

医院信息化建设的任务包括如下几点:

1. 信息基础设施的建设与保障

巩固网络基础。组织实施医院新一代信息基础设施建设工程,推进宽带网络光纤化改造,加快提升医院通信网络服务能力,促进网间互联互通,大幅提高网络访问速率,加快下一代互联网部署。

强化应用基础。适应医疗创新发展的新需求,完善无线传感网、行业云及大数据平台等新型应用基础设施。实施虚拟服务器和云计算项目,实现信息应用向云计算平台迁移,优化数据中心布局。加强物联网网络架构建设。

保障安全基础。制订医院信息发展时间表和路线图,提升医院网络安全管理、态势感知和风险防范能力,加强信息网络基础设施安全防护和信息保护。按照信息安全等级保护等制度和网络安全国家标准的要求,加强"互联网+"接口及系统重要信息系统的安全保障。建设完善网络安全监测评估、监督管理、标准认证和创新能力体系。重视融合带来的安全风险,完善网络数据共享、利用等的安全管理和技术措施,探索建立以自评自查和第三方评估为基础的数据安全认证考评体系,完善数据跨境流动管理制度,确保数据安全。

2. 信息资源的管理与应用

信息资源管理(information resource management)是 20 世纪 70 年代末 80 年代初在美国首先发展起来然后渐次在全球传播开来的一种应用理论,是现代信息技术特别是以计算机和现代通信技术为核心的信息技术的应用所催生的一种新型信息管理理论。信息资源与人力、物力、财力和自然资源一样,同为医院的重要资源,要像管理其他资源那样管理信息资源。

信息资源管理包括数据资源管理和信息处理管理。前者强调对数据的控制,后者关心管理人员在某一条件下如何获取和处理信息。信息资源管理的目标是通过增强医院处理动态和静态条件下内外信息需求的能力来提高管理的效益,以期达到高效(efficient)、实效(effective)和经济(economical)的目标。具体到一个医院,首先是信息资源的质量管理,通过建立落实规章制度和技术校验,实行从信息采集到输出的全过程的质量管理,保证数据处理过程中的统一性,统一统计口径,统一统计指标。其次是信息资源的标准化管理,通过制订标准化模板,严格系统技术管理,将数据录入、存储、传输、处理、分析都做到标准化,方便打通系统之间的数据壁垒,使得医院各系统、各部门的数据能够做到集成与共享。最后是数据的集成与共享,以数据中心为平台,依托对数据质量和标准化的管控,实现医院数据的集成与共享,打造属于医院的大数据,从而为医生诊断、医院管理决策提供数据支持。

3. 信息系统应用的推广与教育

医院使用的 HIS、OA(office automation,办公自动化)、ERP(enterprise

resource planning，企业资源计划）等系统都是网络系统平台，用户多、功能强，但是具体功能的实现则受到用户权限及部门流程配合的限制。实际使用中往往是用户不知道自己能做什么，信息科不知道用户要做什么，最后导致大量功能被闲置。据有关数据显示，医院 OA 实际使用的功能不到总体的20％。所以，系统应用的推广与教育是我们不得不重视的问题。

信息系统上线后，项目负责人必须要跟进系统使用，深入临床一线，以服务用户为中心，以解决用户核心问题为契机，以流程规范为抓手，在尽量少改动系统的前提下，与使用部门一道充分挖掘系统潜力，帮助用户制订软件使用方案，梳理使用流程，推进科室向流程化、规范化、精细化、精益化发展。

第三章　医院信息化的国内外现状和趋势

一、国外医院信息化的发展现状

美国的医院信息技术在国际上处于领先水平。其起步于 20 世纪 60 年代初，发展历程大致可分为三个阶段：一是独立应用阶段，以医院信息系统建设为主，提高医院内部运行效率；二是社会自治阶段，以区域卫生信息化建设为重点，通过制定卫生信息标准、法规集中分散在不同医疗机构的信息，实现区域卫生信息共享；三是政府引导阶段，通过经济激励措施重点推进电子病历建立和"有意义使用"，实现医疗服务体系整体服务质量和效率的提升。

2004 年，时任美国总统小布什在国情咨文中重点指出，"医疗保健记录计算机化，使我们可以避免严重的医疗差错，降低成本，并调高医疗水平。"其将医院信息化作为重点发展对象，在十年的时间里，保证绝大部分美国人能够建立起电子健康档案，彻底消除纸质记录。2005 年，美参议院提出一项关于建立医疗信息系统的方案，要求联邦政府每年拨款 1.25 亿美元，资助各地建立医疗信息系统，以便全美 6 000 多家医院、9 000 多家诊所在急诊时可以通过网络交流和分享病人的医疗记录。2006 年，小布什发布行政命令号召公共和商业医疗服务购买方共同合作推动 VDHC，即在购买医疗服务时贯彻四大基本准则：共享的卫生信息技术；医疗质量报告；医疗成本报告；对高质高效低成本医疗服务给予经济激励。2009 年 2 月，美国国会通过《卫生信息技术促进经济与临床健康法案》，正式以立法形式明确了 ONC（国家卫生信息技术协调办公室）的职责，制定了"到 2014 年为每一个美国人建立电子病历"的目标，并进一步提出《电子病历激励计划》《国家卫生信息交换合作协议计划》等，促进电子病历的应用和全国性的卫生信息交换。

2015 年，时任美国总统奥巴马在国情咨文演讲中谈到了"人类基因组计划"（Human Genome Project）所取得的成果，并宣布了新的项目——精准医疗倡议（Precision Medicine Initiative）。精准医疗是利用高性能计算、大数据分析和云计算技术，对基于个体基因、分子、细胞、行为等差异获取的生物信息学数据进行精准分析，提供疾病的精确诊断结果，在此基础上提供个性化治疗服务。因此精准医疗将进一步促进医疗信息技术的发展。

美国医院信息化之所以成功，主要得益于标准化的建设。美国的标准化工作主要由一些学术机构和民间学术组织来完成。HIMSS（Healthcare Information and Management Systems Society，美国医疗信息与管理系统学会）始建于1961年，致力于医院信息化接口的标准化和医院信息系统与医疗设备的集成技术，在2005年针对美国医院电子病历的实施和应用情况，制定了电子病历应用成熟度评估（EMRAM）7级标准规范。这使得美国医院在进行医院信息化时有章可循。

美国在医疗信息法律方面制定了HIPAA（Health Insurance Portability and Accountability Act，健康保险携带和责任法案），它是关于健康保险的携带和责任的法案。HIPAA的制定，旨在改革健康医疗产业，降低费用，简化管理过程和负担，增强隐私保护和个人信息安全保护。该法案为电子病历和医疗信息共享奠定了基础。作为政府强制性法令，美国政府要求医疗机构必须限期执行。自1996年HIPAA被正式提出以后，法案经历了5次比较大的更新，对医疗卫生领域保险和医疗管理方面的工作进行了一系列逐渐细致化和现代化的制约。

美国区域和国家卫生信息化发展的思路、措施和经验显示，卫生信息化是提高医疗质量、效率和降低成本的重要手段，其发展重点应内置于医疗改革和发展的目标与需要。卫生信息化的实现不单单是技术革新的过程，还需要政策、支付方式改革等配套以真正实现其预期的效果。而在卫生信息化的开发过程中要平行发展相关信息政策、架构、标准及认证等，使其相互补充与协调。

欧洲数字医疗技术水平相对北美滞后。2003年5月，欧盟委员会会议上引入了"医疗卫生信息化高水准会议"的概念，旨在供各国领导人及部长会议参考。2004年布鲁塞尔会议卫生部长宣言显示了他们实现医疗卫生信息化的决心。同年爱尔兰科克会议推出了欧洲医疗卫生信息化行动计划，欧洲着手建立覆盖欧盟范围的数字医疗体系。名为"i2Health"的项目的实施开始促进操作互容性的跨国协调，深入探究具体的运用域、操作互容性的挑战和解决方法，欧洲数字医疗体系逐步完善。2005年开始，英国卫生部签署了一份为期10年，价值64亿英镑的合同，发展医疗卫生信息化。发展重点包括电子病历、网上预约、网上处方，以及用数字图像取代X光片，开展远程病情咨询。近些年来，芬兰正在建立全国统一的电子病历系统。瑞典基本实现了建立全国范围内的数字医疗系统的目标。

日本医疗信息化建设起步较早，从20世纪90年代中期开始就逐步发展了以医疗服务为中心的医疗信息系统，后应用范围扩大到门诊、急诊、住院等医疗作业及采购、库存、财会等行政作业，并积极推进各系统的整合，但直到近十年才有较快发展。信息化的主要目的：一是提高业务工作效率；二是实现信息共享；三是加强信息的开发利用。目前日本医院信息系统经过不断完善,实现了医院主要工作的电子化,包括门诊病人的预约、就诊、交费、实验室检查、取药以及住院病人的电子病历、医嘱处理等全过程,把 IT 系统与智能设备连接起来,实现了静配中心、自动包药的系统联动,也实现了自助挂号、自助交费等一站式服务。2009 年,日本制定了"i - Japan 战略",阐述了电子政府和电子自治体领域、医疗和健康领域、教育和人才培养领域三大重点领域的目标与战略措施。在医疗和健康领域利用信息技术解决由少子老龄化、医生不足、分配不合理等带来的各种问题,进一步提升医疗质量。具体来讲,要通过信息技术应用,努力解决地方性医疗资源不足等问题,使每个国民都能够享受到高品质的医疗服务。

二、国内医院信息化的发展现状

我国医院信息化建设是伴随着国家卫生事业的发展而发展起来的,尤其近十年,医院信息化建设进入高速发展期。《全国卫生信息化发展规划纲要(2003—2010 年)》中指出卫生信息化建设的指导思想是:统筹规划、资源共享、应用主导、面向市场、安全可靠、务求实效。首次将信息化建设纳入卫生事业发展的总体规划。2003 年,解放军总后卫生部承担的"军字二号"工程建立了全军医药卫生信息网,覆盖全军 380 多家医院,入网专家 3000 名,实现了远程医疗会诊系统常态化运行。2006 年,上海申康医院发展中心实施了"上海市市级医院临床信息共享项目(医联工程)",覆盖了 34 家三级医院,联网 8个区的医疗机构,初步实现了医疗信息的共享与业务协调。据 2008 年中国医院协会信息管理专业委员会(CHIMA)对 482 家医院的调查,医嘱处理系统使用率达 88.57%,医院管理方面的主要系统上线率在 90% 以上,医院临床系统逐步成为医院信息化发展的主要内容。

2009 年,国务院颁布《关于深化医药卫生体制改革的意见》,该意见提出"大力推进医药卫生信息化建设,以推进公共卫生、医疗、医保、药品、财务监管信息化建设为着力点,整合资源,加强信息标准化和公共服务信息平台建设",同年,时任原卫生部部长陈竺提出医改"一项、四梁、八柱"的框架,明确指出卫生信息化建设是新医改的支柱之一,医院的信息化建设被提升到前所未有的新高度,全国医院也掀起了医院信息化建设的热潮。2011 年,原卫生部制定了《卫生信息化发展规划(2011—2015 年)》,规划了"35212 工程",即"十二五"期间,我国将重点建设国家级、省级和地市级三级卫生信息平台;加强信息化在公共卫生、医疗服务、新农合、基本药物制度、综合管理五项业务中的深入应用;建设电子健康档案和电子病历两个基础数据库;建设一个医疗卫生信息专用网络;逐步建设信息安全体系和信息标准体系。2013 年,原国家卫生部与人口和计划生育委员会合并,组建国家卫计委,加强卫生信息化的顶层设计和卫生计生资源的整合,加强统筹规划和管理。组成"463112"规划,即建设国家级、省级、地市级、区县级4级卫生信息平台,依托电子健康档案和电子病历,支撑公共卫生、医疗服务、基本药品制度、计划生育、新农合、综合管理等6项业务应用,构建电子健康档案、电子病历(EMR)、全员人口数据3个数据库,建立1个医疗卫生信息专用网络、1张居民健康卡,加强卫生标准体系和安全体系建设。

当前医院信息化建设已从临床信息系统进入以电子病历为核心,从强调临床信息系统功能建设进入以标准化建设为核心,其中原卫生部颁布了《电子病历基本规范》《电子病历系统功能规范》《电子病历基本架构与数据标准》,明确了电子病历应当实现的功能,给出了系统建设的路线图、指南,指导医疗机构沿着正确的发展路线建立系统。同时颁布了《电子病历系统功能应用水平分级评价方法及标准》并开展测评。2014年,原国家卫计委颁布《医院信息互联互通标准化成熟度测评方案》,标志着我国医院信息化建设从应用评价到数据共享、系统间互联互通、区域协同的转变。数据集成平台建设成为医院信息化建设的热点。2014年四川大学华西医院、浙江大学医学院附属第一医院、中国医科大学附属盛京医院、无锡市中医医院等四家医院通过了医院信息互联互通标准化成熟度等级首批测评;2015年,北京协和医院、北大人民医院、吉林市中心医院、中国医科大学一附院等9家医院等通过第二批测评;2016年,江苏省人民医院、南京儿童医院等11家通过了第三批测评。

2015年,国家层面出台了一系列促进医院信息化发展的文件。2015年3月,国务院办公厅印发《全国医疗卫生服务体系规划纲要(2015—2020年)》,要求推进健康中国建设,提升健康信息服务和大数据应用能力;2015年7月,国务院办公厅印发《国务院关于积极推进"互联网+"行动的指导意见》,指出"互联网+"是把互联网的创新成果与经济社会各领域深度融合,推动技术进步、效率提升和组织变革,提升实体经济创新力和生产力,形成更广泛的以互联网为基础设施和创新要素的经济社会发展新形态,首次提出了"互联网+医疗"的服务模式;2016年1月,国务院《关于整合城乡居民基本医疗保险制度的意见》正式发布,该意见指出:要把城乡居民医保制度整合纳入全民医保体系发展和深化医改全局,统筹安排,合理规划,突出医保、医疗、医药三医联动;2016年6月,国务院办公厅印发的《关于促进和规范健康医疗大数据应用发展的指导意见》明确指出"健康医疗大数据是国家重要的基础性战略资源"。这些文件的出台,都对医院信息化提出了更高要求,也弥补了我国医院信息化建设国家层面发展规划的不足。

三、国内外医院信息化的差距

我国医院信息化发展迅速,医疗卫生信息化取得了令人瞩目的进展,医院管理信息系统应用面扩大,层次加深,医院投入增加,经济发达地区已从临床信息系统建设阶段进入以电子病历为核心的信息系统建设阶段。但是与发达国家相比,医院信息化建设的差距还是相当明显。

1. 医院信息化标准建设与执行

我国近些年制定了医院信息化标准,如《电子病历共享文档规范》《卫生信息共享文档编制规范》《电子病历基本数据集》《慢性病监测信息系统基本功能规范》《儿童保健基本数据集》《疾病管理基本数据集》《卫生信息基本数据集编制规范》《卫生信息数据元目录》《卫生信息数据元标准化规则》等,但是由于以上规范出台时间较短,且是指导性规范,而不是强制性规范,因此在国内大部分医院并未得到有效执行。中国医院协会医院信息管理专业委员会李包罗教授指出:从有标准到认同标准,最后到实现互联互通,这是一个过程。而中国,电子病历可检测、可认证的标准还未出台,还有很长的路要走。

2. 信息安全与病人隐私保护的法律法规

结合国外的发展经验来看,随着医院信息化建设的加快以及基于电子病历的医院信息系统的全面运用,如电子签名、检验检查结果互认、区域电子病历调阅等,加快相应法律、法规建设成为保障其正常运转的关键。必须依据相应法律法规对其进行规范和认可,从而促使医护人员能够严格按照规定要求实施操作。从保护病人隐私的角度出发,美国的 HIPAA 的限期执行,有效促进了法案的执行力度,而国内还没有相应的保护病人隐私的法律法规。

3. 医疗保险制度

国外医院信息系统发展较快的一个重要原因是国家和商业保险公司要求医院及时提交病人的诊疗及费用的报告,而我国的社会医疗保险、商业保险只注重医疗费用的管理,在结算方式上都是在患者的医疗行为发生之后再支付医疗费用,全国没有统一的社保及商保的信息管理规范,各省市的社保实施细则也不断变化,导致医院信息系统与医保及商保接口困难重重,无法实现跨区域医疗资料的提交与医保的结算。

4. 医院信息化投入

从总投资方面来比较,美国平均每年用于医疗机构信息建设的成本预算大约为 300 亿美元,美国医院每年在 IT 上的投入约占医院总预算的 2%～5%。我国卫生信息化发展"十一五"规划中明确要求,医院用于信息化建设的投资应占总收入的 2%～3%,然而国内大部分医院并没有认真执行规范,按中国医院协会信息管理专业委员会(CHIMA) 2015—2016 年度中国医院信息化状况调研报告统计,大部分医院信息化投入不到医院总收入的 1%。

5. 医院信息化人才

随着医院信息化的发展,为了保障医院信息系统正常运行,需要优秀的医疗信息技术人才。美国医院普遍配置信息技术人员 50 人,信息化程度高的医院配置达 200 人之多。CHIMA 调查结果显示,我国各医院信息化部门全职员工人数多为 3~10 人,77% 医院的 IT 人员编制在 10 人以下。我国对医院信息技术人员的培养速度和重视程度远远跟不上医院信息化建设的发展速度,这使得信息化建设进程遭到严重阻碍。

四、医院信息化的发展趋势

1. 集成平台与数据标准化

2011 年国家卫生部发布的《基于电子病历的医院信息平台建设技术解决方案》中"基于电子病历的医院信息平台"的定义是,以患者电子病历的信息采集、存储和集中管理为基础,连接临床信息系统和管理信息系统的医疗信息共享和业务协作平台,是医院内不同业务系统之间实现统一集成、资源整合和高效运转的基础和载体。随着临床和管理部门的需求越来越多,不同管理需求的信息系统不断增加,通过集成平台能有效实现各个信息系统间的标准化数据交换,有效减少医院信息系统间接口数量。国家卫生信息标准专业委员会 2015 年 5 月发布的《医院信息互联互通标准化成熟度测评方案》中,三级评测标准也要求"初步建立医院信息集成系统或平台,实现电子病历数据整合"。已通过互联互通评测的医院表明,医院集成平台能促进医院信息系统的完善,优化现有 IT 架构,通过基础服务的剥离和构建,建立应用系统之间的公共服务提供和消费机制,确立医院的基础服务框架和各类数据规范。

2. 运营与管理决策支持

通过医院集成平台建立医院运营管理系统,按照现代医院科学化、规范化和精细化的管理理念,实现管理层和职能部门的数据利用需求,为决策提供参考,促进医院的全面进步,从经验型管理向科学管理过渡,帮助医院管理层实时、准确把握医院业务运营情况,进一步提升医院管理效率与水平。通过建立医护服务数据库,提供医护工作者的资质、学术水平、业务量等数据服务,让管理者全方位了解员工信息,从而实现基于 RBRVS(以资源为基础的相对价值比率)的设计思想,满足新医改的绩效管理需要。

3. 临床决策与智能医护

通过建立患者 360°电子病历视图,为医院医疗、医技等科室提供所需的病历查询支持;临床知识库为临床诊疗过程提供决策参考与支持,对于违背医疗规则的医疗行为给出提示;从医疗环节监测到终末质量分析,实现从病历、诊断、用药到治疗的全方位的质量管理；通过自动语音识别，实现病历资料的自动录入；通过可穿戴设备自动采集病人数据，并实时上传医院信息系统，减轻护理人员现场数据采集的工作量，从而提高护理人员的工作效率与护理的准确性；基于护理知识库的护理服务指引，帮助护士实现对病人的及时处置。

4. 科研与数据挖掘

电子病历系统、医嘱系统、医技系统、护理系统等的数据通过结构化方式加以分析与解析，建立临床科研信息系统，从而形成适于科研数据分析的病历库。将以传统纸质病历的收集为手段的科研方式提升到基于数据挖掘的病历实时分析与利用，建立可由科研人员自由组合的病历样本库，为临床疾病谱的研究提供便利。

5. 区域医疗协同

医院临床数据中心的建立，不但实现了院内数据的标准化应用，也为区域内及区域间数据标准化交换打下了基础，从而实现跨医疗机构的远程医疗，使得大型医院的医疗向社区延伸，实现区域内及区域间的优质医疗资源共享。

6. 便民的"互联网＋"服务

"互联网＋"将成为辅助医疗的重要技术手段，预约挂号已初步打通了病人与医院服务的通道，医院信息化建设也将顺应这个潮流，推出更多的便民服务措施，医生可以通过移动终端和互联网随时随地进行问诊，而患者可以就医及交费。随着"互联网＋"与医院信息化建设的深度融合，自带设备办公（BYOD）将成为医护实践与医院管理的常态。

第四章　医院信息化的关键技术及进展

一、医院信息技术概述

信息技术(information technology,IT)是用于管理和处理信息所采用的各种技术的总称,主要包括计算机技术、智能技术、通信技术、传感技术、控制技术等。按表现形态的不同,信息技术可分为硬件技术与软件技术。硬件技术指各种信息设备及其功能,如计算机、服务器、存储设备、网络设备等;软件技术指有关信息获取与处理的各种知识、方法与技能,如计算机语言技术、数据统计及分析技术、规划决策技术、计算机软件技术等。

21世纪初,人类全面进入信息时代,信息技术是经济全球化的重要推动力量和桥梁,是当前促进全球经济和社会发展的主导力量,以信息技术为中心的新技术革命是世界经济发展史上的新亮点。信息技术将能够进一步把潜藏在物质运动中的巨大信息资源挖掘出来,从而使信息资源产生新价值,把世界变成一体化的信息空间。随着计算机进入企业和家庭以及超级计算机、卫星通信与光导通信的发展,特别是互联网的迅速发展,信息技术革命不仅以最为便捷的方式使各国、各地区、各企业、各团体以及个人之间建立了联系,而且在一定程度上打破了地域乃至国家的限制,把整个世界紧密地联系在一起,推动了全球化的发展。当前信息技术发展的总趋势是以互联网技术的应用和发展为中心,从典型的技术驱动模式向技术驱动与应用驱动相结合的模式转变。

医院信息技术(hospital information technology,HIT)作为信息技术的一个分支,既有其通用性,也有在医疗行业应用的特殊性。国内医院应用信息技术虽然只有短短的30年,但是它已成为医院日常运行的基础,彻底改变了医院"医、护、技、人、财、物"等方面的传统管理模式,越来越多的新信息技术被应用到医院运行与管理中,实现了医院管理从经验管理到精细化、信息化、现代管理的转变。

二、云计算

在医院信息化建设过程中,对于服务器端,最初采用的是一套医院信息系统使用一套服务器的模式,随着存储设备的出现,又改为采用服务器＋集中存储的模式,但是随着医院信息系统数量的不断增加,服务器数量也不断增加。对于客户端,随着医院信息化的深入,每个科室都经历了计算机由无到有、由少到多的过程;对于医院局域网,由于终端计算机数量的增加,网络管控的复杂度也不断增加,尤其是近些年来随着"互联网＋医疗"服务模式的推出,原来内外网隔离的状态面临着相互融合,因此对医院网络的管理提出了新的要求。

云计算作为新兴的信息技术,无论是在服务器端、客户端还是网络层都提供了相应的解决方案,为医院信息部门简化 IT 管理提供了强有力的支撑。

1. 服务器虚拟化

服务器虚拟化技术是云计算在服务器端的应用,主要分为三种类型:"一虚多""多虚一"和"多虚多"。"一虚多"是一台服务器虚拟成多台服务器,即一台物理服务器通过虚拟化技术,将服务器资源分配给多个相互独立、互不干扰的虚拟服务器系统;"多虚一"就是多个独立的物理服务器虚拟为一个逻辑服务器,将多台服务器的资源整合,形成相互协作、共同运算的服务器系统;"多虚多"的概念就是先将多台物理服务器虚拟成一台逻辑服务器,然后再将其划分为多个服务器系统,对外提供多台服务器的资源。

目前,医院运用最多的是"一虚多"的服务器虚拟化技术。由于现在服务器的性能越来越强,一台服务器对应一个医院信息系统的模式,造成医院数据中心服务器数量快速增长,而服务器的资源普遍使用不足。因此可通过服务器虚拟化的技术,将服务器物理资源抽象成逻辑资源,让一台服务器变成几台甚至几十台相互隔离的虚拟服务器,不再受限于物理上的界限,让 CPU、内存、磁盘、I/O 等硬件变成可以动态管理的"资源池",从而提高资源的利用率,简化系统管理,实现服务器整合,让 IT 对业务的变化更具适应力。同时,通过构建多台服务器的虚拟化集群,可以使已虚拟化的服务器实现容灾,在主动发现故障下的情况下,实现虚拟服务器在物理服务器间的漂移,减少了由硬件原因造成的服务器停机。

服务器虚拟化主要厂商及产品有 VMware 的 Hypervisor(原 vSphere),Microsoft 的 Hyper‑V。

2. 桌面虚拟化

桌面虚拟化也称桌面云,是一种基于云计算模式的桌面服务,它将计算、存储等资源集中到数据中心并通过虚拟化技术形成资源池,实现资源共享,所有用户按需获取资源。也即使原来在医院计算机终端上运行的系统,通过虚拟化技术在服务器端运行。在虚拟桌面终端程序登录并运行服务器端的桌面系统,可以实现在相同的终端上使用不同的用户名登录互不干扰的桌面系统,可实现桌面使用的安全性和灵活性。在这种运行模式中,应用及数据均集中在数据中心,计算任务在数据中心完成,用户桌面设备仅作为访问云资源的接口，因此对桌面设备的计算能力要求较低，用户可通过瘦客户机、传统 PC 与笔记本电脑、平板电脑、手机等不同类型设备访问集中的云资源。桌面云方案具有降低维护难度、运行能耗及碳排放，提高运维效率、数据安全、系统稳定性等特点。

桌面虚拟化主要厂商及产品有 VMware 的 Horizon(原 View)，Citrix 的 XenDesktop，Microsoft 的 Hyper－V；国内厂商有华为、华三、深信服等。

3. 存储虚拟化

存储虚拟化是云计算得以实现的基础之一，它通过对一个或者多个实体存储资源进行整合管理，从而实现对外提供统一方式的存储资源及服务。存储虚拟化的思想是将资源的逻辑映像与物理存储分开，从而为系统和管理员提供一幅简化、无缝的资源虚拟视图。

当今医院的数据增长速度非常之快，而医院数据管理能力的提高速度总是远远落在后面。随着医疗数据量的快速增长，医院数据中心的存储设备数量也不断增加，而不同品牌存储设备的管理给医院信息管理科室带来了新的问题，如不同品牌存储设备的管理方式不同，存储设备间数据迁移、存储性能调配困难，存储设备的容量利用率不高等。

主要有两种方式实现存储的虚拟化。一是存储设备厂商通过存储虚拟化设备接管不同品牌的存储设备，从而实现不同存储设备的统一管理及资源分配，如 EMC 的 VPLEX。二是软件方式的存储虚拟化，将存储资源交付给存储虚拟化的软件管理系统，再由软件系统对外提供存储资源，主要技术方案有 VMware 的 Virtual SAN，IBM 的 Spectrum Virtualize。

4. 软件定义网络

医院服务器虚拟化环境中，多台虚拟服务器运行在单台物理服务器中，虚拟服务器间、虚拟服务器和外部网络都是通过虚拟化环境中定义的网络进行通信的。随着服务器虚拟化逐渐成为医院数据中心的主要运行环境，对于现有局域网也提出了软件定义的需求。

软件定义网络(software defined network，SDN)的核心技术是通过将网络的控制技术与传送数据分离开来，从而实现对网络的灵活控制，为网络管理及应用提供了创新平台。由于传统网络设备的固件为设备制造商定制，所以 SDN 希望将网络管理与物理网络拓扑分离，从而摆脱传统网络设备对网络架构的限制。通过管理软件对网络架构进行修改时，底层的网络交换设备无须更换，就能满足网络的调整、扩容、升级需求，在节省大量网络设备更新成本的同时，使网络架构更新周期大大缩短。SDN 中，控制策略通过标准接口向交换机下发统一的标准规则，交换机按照这些规则提供简单的数据转发功能，可以快速处理符合管理规则的数据包，从而满足了日益增长的流量需求。

因此,SDN 技术能够有效降低网络设备固件的复杂度,降低网络设备成本,同时增加网络的可扩展性。

5. 超融合技术

近些年虚拟化技术得到了广泛的应用,但服务器虚拟化、存储虚拟化、网络虚拟化等多种形态的虚拟化技术在管理上增加了复杂性,为降低数据中心应用虚拟化技术造成的管理复杂性,需要将网络、计算与存储进行统一管理。

超融合基础架构(hyper converged infrastructure,HCI)是指在同一套设备中不仅具备网络、服务器、存储等虚拟化资源和技术,而且还包括备份、快照、重复数据删除、在线数据压缩等技术。多套超融合设备可以实现模块化的横向扩展,形成统一的资源池,从而对外提供更多的计算及存储资源。超融合技术是实现"软件定义数据中心"的终极技术途径,而软件定义的分布式虚拟化计算和存储层是超融合架构的最小集。目前提供超融合解决方案的厂商有 Nutanix,SimpliVity,EMC VxRail。

6. 公有云、私有云、混合云

公有云是云计算服务提供商为公众提供计算、存储服务的平台,公有云充分运用了云计算系统的规模效益,能降低云计算租用方信息化基础构建的成本;私有云则是在企业内部建设专有云计算系统,只为企业内部服务;混合云则是企业在自建私有云的同时,对外租用部分公有云资源,它是介于公有云和私有云之间的一种折中方案。

大型医院更多地倾向于选择私有云计算平台,而对于中小型医院来说,传统 IT 服务足以满足现有需求。但是随着技术的进步,传统 IT 服务与云计算服务的成本差距会越来越小。云计算的最大优势就是其规模效益,大多数医院选择云计算方案也是出于成本考虑。但是目前,公有云服务在安全性和数据隐私保护方面还存在一定的安全隐患,因此公有云平台只适合医院非关键性业务。因此,也有医院选择混合云,既保障了核心业务的稳定性与安全性,也可以发挥云计算系统的规模效益,同时还可以实现私有云与公有云间的信息系统相互迁移。随着技术的进步,公有云的安全问题会逐步得到解决,服务提供商与医院之间会逐渐建立信任关系。在这种情况下,私有云会失去原有的竞争力,最终被公有云取代。

三、数据分析技术

1. 数据库统计技术

医院信息系统是联机处理系统,它的主要功能是满足医院业务流程的信息化处理,如门诊挂号、门诊收费、药房取药、检验检查、放射检查等相关事务性处理,因此对实时性要求很高,通常对于系统数据的处理需要达到秒级。

在医院信息系统应用较为完善的医院,每天产生的数据量有上百兆字节,每年产生的数据达到几十吉字节甚至上百吉字节。对于医院信息系统数据的利用,主要是通过数据库统计技术应用各种财务报表。而这些汇总统计,如果只是按月度来统计,联机处理的医院信息系统一般还是可以承受,对于业务系统的性能影响也较小,但是一旦要做年度汇总统计,就会产生死锁的情况,因此大数据量的数据库统计往往需要放在凌晨进行。也即数据库技术主要围绕事务性信息系统,适合联机事务处理,但联机分析处理能力较弱。

2. 数据仓库技术

数据仓库技术将事务式处理性系统和主题式分析性系统进行了分离,明确了事务处理与主题分析之间的界限,使原来的以数据库为中心的数据环境发展为以数据仓库为中心的系统化环境。在数据库技术充分应用的今天,面对每天都会产生的海量数据,出于行业竞争的压力,能否从海量数据中提取出决策分析所需的信息就成了企业发展的根本问题。威廉·H. 英蒙(W. H. Inmon)的定义简短而又明确地指出了数据仓库的四个特征,即面向主题的、集成的、随时间变化的、稳定的,将数据仓库与其他数据存储系统(如关系数据库系统、事务处理系统和文件系统)相区别。主题是使用数据仓库进行决策分析时所关心的重点。数据仓库将数据集中在一起,极大地方便了数据分析的过程。在数据集中过程中,需要对数据进行提取、清理、转换和加载等集成操作,从而保证数据仓库中数据的全面性和正确性。由于数据仓库中的数据只增不减,使得数据仓库中必然要有时间维度,从而可以在分析时重现系统的运动过程。

医院可以建设自己的数据仓库系统,将历年的数据抽取、清洗后导入,即可以实现秒级的数据统计与展现。

3. 数据挖掘

数据挖掘是从海量数据中归纳出内在的联系和规律,从无序中找出有序,从数据中获取知识。数据挖掘技术主要采用统计分析技术和人工智能技术,所以数据挖掘是一门综合交叉的学科,它把人们对数据信息的利用从简单的查询统计,提升到从数据信息中获取知识以及为决策分析提供支持。

数据挖掘通过预测未来趋势及行为,做出基于知识的决策。数据挖掘的目的就是从数据中发现隐含的、有意义的知识,其主要有五个方面的功能:(1)自动预测趋势和行为,利用数据挖掘技术自动在大型数据库中寻找预测性信息并得出结论。(2)关联分析,对于不知道的数据库中的数据关联关系,通过关联分析能找到可信度高的规则。关联规则最重要的特点就是关联是自然组合的,这对发现所有属性的子集存在的模式是非常有用的。(3)聚类分析,其要点是在划分对象时不仅考虑对象之间的距离,还要求划分出的类具有某种内涵的描述,从而可以避免传统技术中的某些片面性。(4)概念描述,概念描述分成特征性描述和区别性描述,前者描述某类对象的共同特性,后者描述不同类对象之间的区别。(5)偏差检测,其基本方法是寻找观测结果与参考值之间有意义的差别。

通过数据挖掘技术,医院可以研究与分析医院门诊及住院的发展趋势、该发展趋势与患者来院的关系以及用药是否合理等方面的专题。

4. 大数据技术

现在的社会是一个高速发展的社会,科技发达,信息通畅,人们之间的交流越来越密切,生活也越来越方便。大数据就是这个高科技时代的产物。大数据被人们用来描述和定义信息爆炸时代产生的海量数据,它决定着企业发展的未来,随着时间的推移,将有越来越多企业意识到数据的重要性。

医院数据是医生对患者诊疗过程中产生的数据,包括患者的基本数据、电子病历、诊疗医嘱、医学影像以及医疗设备和仪器的数据等,这些数据存储复杂,增加迅速,给传统的处理方法和技术带来巨大挑战。

随着大数据的快速发展,随之兴起的数据挖掘、机器学习和人工智能等相关技术,可能会改变数据世界里的很多算法和基础理论,实现科学技术上的突破。在医疗方面主要能实现:(1)居民健康指导服务系统,提供精准医疗、个性化健康保健指导,使居民在医院、社区及线上的服务保持连续性。(2)临床决策支持,如用药分析、药品不良反应、疾病并发症、治疗效果相关性分析、抗生素应用分析,或是制订个性化治疗方案。(3)疾病诊断与预测,提高临床试验设计水平的统计工具和算法,临床实验数据的分析与处理等。(4)规范性用药评价,管理绩效分析,流行病、急病等的预防干预及措施评价,公众健康监测。(5)危及健康因素的监控与预警、网络平台、社区服务等。

四、互联网及移动医疗

1. 医院网站

随着互联网的普及,几乎每家医院都建立了网站,网站作为医院业务在互联网上的拓展,提供了医疗延伸服务,在宣传医院的同时增强了医院的竞争力。医院网站利用互联网的实时性、交互性、广域性等特点,提供传统医疗服务所不能提供的服务。医院网站的建立与应用是医院提高服务意识的一种手段,实现了服务对象由患者到社会的转变,由被动性服务向主动性服务的转变。医院网站是医院对外宣传的一种新渠道和新形式;是为社会服务的一种新途径,尤其是近些年来医院网站提供的预约挂号功能,有效改善了医院只能现场挂号的问题。通过医院网站可以实现远程会诊,从而实现医疗资源的合理配置。

2. 移动医疗

（1）面向公众的医疗 App、微信服务

近年来，移动互联网高速发展，推动各行各业的信息化发展。医疗行业以其业务的复杂性促成了医疗移动互联的多元化走向。如何利用信息技术优化医疗资源配置与就诊流程，缓解长期困扰医疗行业的"看病难"，实现医疗资源信息化、医疗服务模式多元化，是各大医院关注的热点。

随着智能手机的大屏化和手机应用体验的不断提升，手机作为网民主要上网终端的趋势进一步明显。根据中国互联网络发展状况统计报告，我国手机网民规模已超过 6 亿，而微信作为互联网时代的社交工具，已覆盖了 90%以上的智能手机用户，因此面向公众的掌上医院 App、医院微信服务号或订阅号以其门诊查询、预约挂号、检查检验报告查询、自动交费、院内导航等多种逐渐丰富的功能，受到公众的追捧与广泛应用。

通过面向公众的掌上医院 App 和医院微信服务，可以重构医院的医疗服务流程，将医疗服务从院内向院外扩展，将病人被动接受服务转变为医院主动提供服务，实现众多传统的医疗服务活动在线完成，从而简化就诊环节，减少排队等候时间，再造患者就医流程和医生诊疗流程，实现低成本高效率的就医。

（2）面向医护人员的 App 与微信企业号

移动互联网在给公众带来便利的同时，也改变了医院管理、医护服务、远程会诊等医疗模式。无论是通过院内的无线局域网还是院外的移动通信网络，借助安装于智能手机上的医院 App，医院管理人员可以方便地查看医院及各科室的运行指标；医生可以实时查看病人的病历及相关资料，甚至发起远程会诊；护理人员可以在病人床边实现医嘱的执行、体征信息的采集，大大提高了医院的管理与服务效率。

微信企业号是微信为企业客户提供的基于互联网的移动服务平台。利用微信企业号，医院可以快速、低成本地实现高质量的企业移动轻应用，实现医院管理与医疗服务的移动化。微信企业号作为医院移动化解决方案，相比医院 App 具有一定的优势：① 快速移动化管理。医院在开通企业号后，可以直接利用微信及企业号的基础功能，加强员工间的沟通与协调，提升公告通知、移动 OA 的功能。② 开发成本较低。医院现有信息系统仅需与企业号的标准 API（application programming interface，应用程序接口）对接。③ 零门槛使用。医院员工只需要微信扫码关注即可使用，无须学习即可处理企业号内相关消息。

（3）BYOD

BYOD（bring your own device）指医院员工携带自己的设备处理相关业务，这些设备包括个人电脑、手机、平板电脑等。无论是院内还是院外，不受时间、地点、设备、人员、网络环境的限制，BYOD 提供了无处不在的医疗服务场景。这一运行模式随着移动互联网与智能手机的普及而发展起来,越来越多的医院管理人员与医务人员愿意使用自己的智能手机处理医院内部的相关业务。这个运行模式给医院带来的直接效益是节约了医院设备成本,同时提升了医院业务的运行效率。但是也需要看到的是,BYOD 运行模式在给医院员工带来便利的同时,也带来医院数据及病人隐私泄露的问题,因此在实施 BYOD 时需要充分考虑信息安全的问题,要么给 BYOD 设置信息查看的边界,防止信息泄露;要么设置可追溯的标识,便于追溯信息泄露的源头。

3. 无线局域网

无线医疗应用是医院信息化的热点,在医院内部的应用主要包括无线医生信息系统和无线护理信息系统两大类。无线网络的应用提高了医院的运营效率和服务质量,使医院的整体竞争力得到提升。医院无线网络作为医院无线医疗信息化的基础,是每家医院都面临的必选项。

医院在选择无线覆盖方案时,应按照医院自身无线医疗业务的需要选择,独立 AP(access point,网络桥接器)方案适用于初步实施无线医疗的医疗机构,可实现医院行政上网、门诊无线输液系统的简单应用;AP+集中无线控制器方案和 WIDS(wireless intrusion detection system,无线入侵检测系统)方案是目前较为常用的医院无线覆盖方案,都能满足医院局部无线覆盖的需求,能实现诸如无线医生工作站和无线护理系统。

4. 移动通信网

2009 年初,我国顺利步入了 3G 时代,2013 年更是进入了 4G 时代,移动通信技术业务范围也迅速延伸至通信、互联网、娱乐、资讯、医疗等方面,其不仅能实现医院内部的无线覆盖,而且能实现区域乃至全国无线医疗漫游,有利于促进区域内无线医疗服务的融合。对于医院来说,一次性投资小,大大节约了设备购置费;无须自身维护,减少了医院的运营成本。医院只需要根据自身发展需要付费使用移动通信网络。

云计算在信息行业是被广泛应用的服务形式,其包括三个层次:基础设施即服务(IaaS)、平台即服务(PaaS)和软件即服务(SaaS)。随着医疗行业云计算概念的推出,医疗行业也开始跨入云时代。云计算是虚拟化、网格计算、分布式计算、公共计算、Web 2.0、SaaS 等众多新技术的融合,更重要的是,它提供了一种以按需租用 IT 资源为核心的新型业务模式。应用移动通信网络是医院从购买无线设备到购买无线服务的转变,是对云计算中 IaaS 的应用,移动通信网络方案将是今后医院无线覆盖发展的趋势。

五、物联网

物联网(internet of things,IoT)即物物相连的互联网,是新一代信息技术。首先,物联网的核心和基础仍然是互联网,它是在互联网基础上延伸和扩展的网络;其次,其用户端延伸和扩展到任何物品与物品之间都可进行信息交换和通信。物联网通过智能感知、识别技术、通信技术,广泛应用于网络融合中,因此应用创新是物联网发展的核心,用户体验是物联网发展的灵魂。

1. RFID技术

射频识别(radio frequency identification,RFID)技术,是一种通信技术,它通过无线电信号识别特定目标,读写相关数据,而无须在识别系统与特定目标之间建立机械或光学接触。RFID技术是物联网物物相息的基础之一。

RFID技术在医疗行业的主要应用有:(1)职员标签,可以用于医院特定区域门禁识别卡,也可以用于无线医疗应用中的医疗App的身份识别;(2)病患标签,RFID腕带不仅可以用于病人身份识别,还可以用于婴儿防盗,同时可以整合脉搏、体温传感器件,实现自动体征采集;(3)资产标签,实现对一些需要经常重复查找定位的医疗资产或高值资产的快速查找和识别;(4)追溯标签,对医院内的药品、检验检查标本、感染性废弃物、消毒供应器械绑定RFID标签,便于医院掌握以上物品的运送轨迹,必要时实现对来源的追溯。

RFID技术在医疗行业中的应用已经超越快速查找定位的概念,它将医院的管理、医疗、后勤整合成一个有机整体,为医患提供快速、高效、可靠的服务。

2. 智能可穿戴设备

随着移动互联网和移动智能设备的飞速发展,便携式可穿戴医疗设备正在普及,个体健康信息将可以直接连入互联网,实现对个人健康数据随时随地的采集,并能提供给医疗机构实现对个人健康的远程管理。智能可穿戴设备带来的作用不可估量。目前,最常见的收集身体运动信息的技术是统计步数,而更高端的智能可穿戴设备开始检测心率、汗液、温度、睡眠、生殖健康、热量消耗、血压、血糖等体征数据。

当前很多智能可穿戴设备还在研发或测试阶段,但是未来的几年中,它们都会变得越来越小,数据采集也将越来越精确,并可能转型为医疗检测设备。

互联网、物联网、云计算、大数据、智能可穿戴设备等新技术正在加速应用到交通、电力、医疗等重要行业,逐步实现"智慧城市""智能电网"和"智慧医疗"等服务新模式。医院作为"智慧医疗"的主要组成部分,基于"互联网＋"的微信医疗服务不仅极大节约了病人就诊时间,更开创了医疗服务新模式,是对现有医院医疗服务的优化补充。医院应充分运用现有医疗信息技术,在"互联网＋"的信息新技术应用与信息安全中找到平衡点,为医院管理者、医护人员与公众提供便捷的医疗管理与服务新模式。

第二篇　医院信息化建设组织

第五章　医院信息化建设领导小组

一、目的

为做好医院信息化建设工作,科学配备医院资源,提高工作效率,提高医疗质量,规范医院管理,实现医院办公自动化、就医流程最优化、医疗质量最佳化、病历管理电子化、工作效率最高化、管理决策科学化的数字化医院目标,经研究,决定成立医院信息化建设领导小组。

二、适用范围

全院

三、成员

组长:院长
副组长:主管院长
成员:信息科长、信息科员

四、职责

1. 贯彻落实国家、省和卫健委、卫生健康局信息化工作的方针、政策,领导全院信息化工作。
2. 审定医院信息化发展战略、宏观规划和重大政策。
3. 审定医院信息化建设总体方案和年度建设计划。
4. 审定医院信息化及网络建设中有关规范和技术标准。
5. 研究决定医院信息化建设中的重大事项。
6. 每年定期召开多部门的信息化建设专题会议。

五、工作制度

1. 领导小组实行例会制,每年至少召开三次会议。会议由领导小组组长或由组长委托副组长召集主持,全体成员参加。会议一般安排在年底或年初召开,根据工作需要,也可由组长决定召开专题会议。

2. 会议审议事项涉及有关部门(单位)时,该部门(单位)负责同志应参加会议,并做出说明。

3. 领导小组成员不能出席时可委派成员出席,该代表的意见视同被代表人的意见。

4. 召开领导小组会议时,领导小组办公室应事先将会议议程和拟审议的文件发送各成员。

5. 领导小组会议讨论的事项涉及技术及专业性较强的,应由领导小组办公室会前组织专家咨询组进行技术咨询、方案论证和评审等提出专家意见,以确保方案的科学性,必要时可请专家列席会议。

6. 形成领导小组会议纪要。会议纪要经领导小组办公室主任审核,报组长或主持会议的副组长签发。会议讨论决定的事项按会议纪要执行。领导小组会议的记录和纪要应立卷归档。

7. 领导小组可授权信息化办公室根据需要每年召集若干次信息化建设和应用专题工作会,研究、分析并提出解决问题的思路和方案,报领导小组决策。

第六章　医院信息中心（信息科）的作用

　　医院，特别是大型综合性医院，不仅是一个提供医疗服务的庞大而复杂的系统，更是一个不断产生千变万化数据和各种日积月累信息的仓库。严格而复杂的工作流程，越来越依赖计算机网络，各种数据的准确性直接关系到医疗质量的保障和患者的安危。医院信息科作为一个为了迎接信息社会到来而创建的科室，其地位和作用，随着医院等级评审的开展和信息科管理职能的改变而发生相应的变化。管理职能一旦规范化，信息工作的重要性、必要性和不可取代的地位就会充分体现出来。鉴于医院信息化程度日益提高，信息系统在医院诊疗活动和经营管理中的作用不断增强，信息资源和网络安全将涉及医院正常运行的全局，医院信息中心（信息科）将不再是一个简单的辅助性或医技科室，它已经逐步发展成为一个为整个医院发挥基础保障和技术支持的，兼有管理和技术双重特性的关键部门或科室。未来医院可能会像设立总会计师一样设立总信息师（chief information officer，CIO），协助院长具体管理信息资源，协调医疗和经营活动中的信息支持与服务。

　　医院信息中心（信息科）的主要工作任务如下：

　　1. 负责医院信息系统的规划、建设、运行和维护。

　　2. 制订并实施信息化管理制度与工作流程，保证网络与信息安全。

　　3. 管理信息资源，提供技术支持和信息服务。

　　4. 开展医学信息技术研究、开发和培训，保证信息系统数据的安全，确保数据的准确性，为医学决策和管理决策提供支持。

　　5. 制订与医院发展相适应的信息和网络技术发展规划。

　　6. 收集整理和协调业务部门的需求和建议，维护医院应用系统的正常运行。

第七章　信息中心（信息科）工作职责与岗位设置

一、信息中心（信息科）工作职责

在主管院长领导下，负责全院信息化建设、信息系统维护及信息资源管理等工作。

1. 根据医院建设和发展的需要，制订医院信息化建设的中长期规划和年度工作计划，并具体实施。

2. 负责全院计算机网络建设及维护工作，制订和落实医院计算机网络与信息管理的有关制度和操作规程，规范网络终端的操作录入工作流程，保证医院信息系统的正常运行。

3. 协助、监督、指导相关科室对重要数据库的管理，保证医院信息资源的完整、准确和安全。根据院内执业人员的资格，做好信息系统用户使用权限设定和管理，落实信息保密制度。

4. 编制全院信息设备计划，提出预算建议。负责或协助处理全院信息设施与设备、计算机及计算机相关低值易耗品的采购申请、使用管理和维护，协助做好信息设备的资产管理。

5. 负责全院各相关科室信息资料的收集、整理和分析，定期向全院发布经授权的网络信息通告。提供各种数据和报表，通过院内规定的审核程序后向上级主管部门报送。

6. 定期向院领导提供临床医疗、经济运行情况及其他相关信息的分析报告，并运用相关统计分析法处理信息资料，为科学管理提供依据。

7. 协助建设医院网站，做好技术支持和维护。

8. 做好全院计算机基本理论和操作技能的培训工作。进行医学信息技术教学和研究，协助其他科室开发相关软件，做好技术服务。

9. 认真履行岗位责任制，忠于职守，爱岗敬业。

10. 完成院领导交办的其他工作。

二、信息中心（信息科）人员配备与岗位设置

应根据医院的规模、等级、是否实行 IT 服务外包等多种因素合理配备信息中心人员。二、三级医院参照设置信息中心主任、网络系统管理、数据库管理、应用系统管理、信息安全管理、维修管理、软件开发、数据统计分析、科秘

书等工作岗位,允许一人兼任多岗,也可一个岗位由多人组成。医学院附属医院的信息中心(信息科)还应有专业技术人员兼任教师,作为生物医学工程、医学信息技术等专业学生的实习基地,承担医学信息学等选修课程的教学工作,有条件的单位可加强学科建设,积极开展科学研究和项目开发,申报成为硕士授权点,联合其他院系或独立培养硕士研究生等高级专门人才。

第八章　医院信息中心(信息科)人员岗位职责

一、信息中心主任岗位职责

1. 组织制订和执行医院信息化建设总体规划、年度计划、预算及年度总结。

2. 负责制订信息中心工作规划和年度计划,并组织实施、督促检查、总结汇报。

3. 负责组织制订和执行医院信息化相关规章制度和操作流程,审签以信息中心名义发布的各类文件和报表。

4. 负责落实医院信息化重大项目。

5. 负责信息中心的日常管理工作。

6. 协调医院各部门之间信息利用与共享工作。

7. 负责组织技术人员维护信息系统的安全和稳定。

8. 负责信息中心管辖范围内医院信息系统相关软硬件的审批。

9. 负责信息中心人员、经费、资产的管理工作。

10. 负责信息中心学科发展及人才队伍建设。

11. 负责信息中心行风建设。

12. 完成院领导交办的其他工作。

二、网络系统管理员岗位职责

1. 协助中心主任制订医院网络建设及网络发展总体规划,并组织实施。

2. 负责网络管理规章制度的建立。帮助用户解决网络使用中的疑难问题。

3. 负责网上资源的管理,负责入网计算机 IP 地址的申请、分配、登记与管理工作,为新开通网络线路连接用户提供服务。负责全网的管理和监测,杜绝利用网络从事与自身工作无关的一切活动。负责网络管理资料的整理和归档。

4. 负责网络安全工作,密切关注网络风险,采取有效措施防止网络破坏和攻击。

5. 负责处理网络主干和交换机设备的故障,处理终端用户的网络通信故障。

6. 做好客户端准入工作,确保安全、可信的访问控制,避免非法接入。

7. 监视网络运行,调整网络参数,调度网络资源,保持网络安全、稳定、畅通。

8. 负责员工网络知识培训。

9. 负责楼宇布线工程材料验收、现场施工检查、完工验收工作。

三、数据库管理员岗位职责

1. 协助系统管理员做好医院信息系统数据库的规划、部署工作。

2. 参与相关项目数据库架构的设计,做好相应数据库资料的收集与保存工作。

3. 负责医院数据库的日常监控及维护,记录数据库的运行日志,定期检查数据库的使用情况,包括数据库的 CPU、内存、I/O 以及存储容量等的情况,提出改进及优化措施,保证数据库高效、安全运行。

4. 对数据库的备份进行监控和管理,制订备份策略并有效执行,定期进行恢复试验,对备份数据进行有效性检验,以便在发生故障时对数据库进行恢复。

5. 负责数据库的安全与保密,根据不同的岗位职责授予数据库管理维护人员不同的操作权限。

四、中心机房管理员岗位职责

1. 配合中心主任做好机房设备的选型论证工作,提出合理化建议。

2. 根据业务工作需要,合理分配中心机房资源。

3. 负责机房环境、安全、卫生的管理,确保机房内的服务器、网络交换机、存储设备、网络安全设备、不间断电源(UPS)、空调等设备处于良好状态,发现问题妥善解决。

4. 制订系统备份及恢复方案,定期检测方案的可行性。

5. 负责安排机房的设备维修、维护工作,协调相关设备维护人员进行维护,最大限度降低停机风险。

6. 做好机房内设备清点、分类、统计、标识等工作。

五、信息安全管理员岗位职责

1. 协助信息中心主任制订和实施信息安全管理制度。

2. 负责全院系统用户及密码的管理,包括用户口令的申请、修改、暂停及注销等服务。

3. 负责定期检查各科室电脑,预防不良软件的使用。

4. 监督检查网络接入途径,防止非法接入,严防信息的泄露。

5. 开展信息安全知识培训工作,提供信息系统安全应用技术支持。

六、软件开发人员岗位职责

1. 负责调研系统需求,制订设计方案。负责进行需求调研分析,编制项目需求规格说明书;规划项目所需资源;负责产品详细设计方案的制订、审核;识别和分析项目的风险,制订应对计划和应急计划。

2. 负责软件的程序设计与代码编写。

3. 负责软件测试。依据需求文档及设计文档,编写测试用例;完成产品的集成测试与系统测试;根据测试计划搭建测试环境;依据测试用例执行手工测试,反馈跟踪产品隐错(bug)及用例缺陷;研究和应用测试工具或系统。

4. 指导应用系统管理人员对业务科室做好培训、实施工作。

5. 编制与项目相关的技术文档。

6. 根据系统的运行情况及业务需求,不断优化系统。

七、应用系统管理岗位职责

1. 负责应用系统的日常维护。

2. 收集用户需求信息,分类整理形成文档,提交讨论、开发。

3. 参与程序的开发、测试和实施。

4. 做好用户的培训工作。

5. 做好系统实施、维护等文档的收集整理,提交科室归档。

6. 参与系统的论证及应用效果评价工作。

八、硬件管理员岗位职责

1. 配合中心主任做好设备的选型论证工作,对设备的选型提出合理化建议。

2. 负责对全院 IT 设备的资产管理,做好设备清点、分类、统计、标示等工作。

3. 安排例行巡检内容,整理巡检反馈意见,负责追踪整改结果。

4. 负责计算机及外设报废的技术鉴定。

5. 负责整理、归档各类设备使用手册、维修卡及维修记录等。

九、终端设备维保岗位职责

1. 负责安装配置客户端计算机及各类外部周边设备。

2. 及时排除各类终端设备故障。

3. 定期巡检各类终端设备。

4. 做好终端设备的维修与管理工作。

十、数据统计分析员岗位职责

1. 根据上级主管部门要求,按时上报各类数据。

2. 全面参与医院临床数据中心及运营数据中心建设。

3. 对医院运营数据进行分析,为医院管理决策提供数据依据。

4. 为医学临床研究提供科研设计、数据收集、统计学分析等支持工作。

十一、科秘书岗位职责

1. 负责信息中心文件的整理、分类、保管、归档。

2. 协助主任组织、安排信息化工作会议,起草会议汇报材料,整理会议记录、发布会议纪要等。

3. 起草规章制度、对外函件、工作计划、工作总结等文字材料。

4. 负责管理各类软硬件项目文档资料。包括:使用手册、维修记录、说明文档等项目相关资料。

5. 负责保管各类软、硬件项目协议书、合同等资料,定期查看合同执行情况,跟踪合同的开票、付款等进度。

6. 协助主任做好科室资产管理工作。

7. 做好科务管理工作。

十二、计算机中心值班员岗位职责

1. 计算机中心实行值备班制度。值备班人员按时交接班,不迟到早退,坚守岗位,履行职责,不得擅离职守;备班人员要保持通信联络畅通,确保随叫随到。

2. 负责值班当日机房管理,监控机房环境温湿度及空调、消防、UPS 电源、交换机、服务器、存储等设备的运行状态,发现问题妥善处理。

3. 及时处理信息系统软、硬件故障。

4. 认真填写值班日志,严格履行交接班手续。

第九章　信息人才梯队建设及人才培养

一、医院信息人才梯队建设的重要性

近年来,随着信息技术的快速发展和生物医学科技的突飞猛进,医院信息管理工作面临着新的机遇与挑战。而医院信息管理人才队伍作为医院信息化建设的设计与实施主体,其重要性日益突显。为此,深入研究医院信息管理人才队伍建设问题,对推进我国医院信息化建设发展至关重要。

医院信息化是最复杂的社会信息化领域之一。一方面,医院信息化所需的知识结构涉及临床、生物医药、公共卫生、卫生经济与医院管理、健康管理、信息技术、公共管理、社会学等广泛而非常专业的学科领域;另一方面,医院信息化本身还伴随着艰巨而复杂的医改进程,各级卫生部门和卫生机构的业务和管理需求势必处于不断的变化之中。各种因素的叠加,使得医院信息化人才严重短缺的局面在短期内将难以缓解。同时,各级医疗卫生机构对于作为辅助、保障部门的信息部门建设及信息化人才、信息化组织领导能力的建设,普遍缺乏应有的重视和支持。医院信息化人员普遍缺乏继续教育和交流机会、缺少科研课题经费支持,信息部门的价值较难获得认同。

纵观国内外医院信息化建设,无论是自主开发、合作开发还是全部外包都离不开行业内的信息化人才的参与。在医院信息化建设中,规划需要人才,实施需要人才,维护需要人才,管理需要人才,分析需要人才,可以说没有医院信息化人才,就无法真正建设好、利用好、发展好医院信息化。

医院的信息部门应该是一个高级人才聚积的队伍,是一个亚专科队伍。从学科建设发展角度来说,必须加强人才培养模式,才能推动信息化建设。因此,卫生信息化人才培训大有可为。

二、医院信息化人才梯队的国内外现状

医院信息管理的一个重要目的是为医疗临床工作提供信息保障,这关系到患者的健康甚至是生命安全,因此要求医院信息服务工作必须十分准确、及时。由于医疗行业存在特殊性,医院信息管理工作面临着很大的困难,不论是医院信息系统的开发,还是信息管理人员的设置,都有更高的标准和要求。如何将信息管理学科提供的基本理论和技术、方法与医院实际相结合,构建合理的信息管理人才体系,寻求符合医院特点的信息管理途径,有效地

整合医院的信息资源,为医院管理、学科建设及医疗等各项业务活动提供信息保障,是一个无法回避且值得深入探讨的问题。

医学信息化属于交叉性学科,需要的是既要对计算机的软、硬件知识熟练、信息化处理水平高,又掌握一定医学知识的复合型人才。

在国外,自 20 世纪 80 年代以来,在医院中开始逐步有了总信息师(CIO),并且很重视信息管理和技术人员的配备。据统计,在国外医院,每 20 个工作站就有 1 个技术人员进行系统维护,形成了较为完善的信息管理体系。在我国,2012 年国家卫生计生委办公厅专门下发了《关于加强卫生统计与信息化人才队伍建设的意见》,可见新医改的实施对卫生信息管理人才知识和能力的要求不断提高,医学信息管理人才对医院信息化的发展和新医改的成功起着至关重要的作用。如今,国内的医疗卫生领域适逢数字医学、健康大数据和医疗物联网蓬勃发展,复合创新型医疗信息管理人才的匮乏成为制约信息转变为知识的关键和瓶颈。我国医院信息管理技术人才队伍主要面临两大问题:一是总体从业人数较少。据相关研究报道,我国医院信息化人员的总人数仅为 7 万人,平均到各个医院不到 9 人;而据美国 HIMSS 最新统计,有接近一半的美国医院其信息化部门人员超过 50 人,有的大型医院甚至超过百人。我国医院信息管理技术人才配备不足的现状直接阻碍了医院信息化的进程。二是专业素质仍有待提高。目前我国医院信息管理人员主要有两个来源:计算机专业毕业人员和医院其他岗位转岗人员。两类人员在知识结构上均存在片面单一的问题。计算机专业毕业人员对于医学知识和医院管理方面的理论知之甚少,在信息化建设过程中往往忽略了医疗领域的特殊性;而由其他岗位转岗而来的人员,可能具备一定的医学知识和管理经验,但缺乏基本的信息技术技能,对于信息化建设只能停留在观念上,无法真正地开展医院信息化建设。

总之,目前我国卫生信息管理人才队伍还处于发展的初级阶段,面临人才吸引难、队伍增长缓、水平提高慢的发展困境,人才队伍不具备行业性优势。

三、医院信息化人才应具备的素质

1. 严谨的工作态度

无论有什么学历、什么工作经历,只有具备积极认真的工作态度,才能做好工作。医院的信息工作具有烦琐、专业性强、突发事件多、细致严谨等特点,问题可以小到重启计算机就可以解决,也可以大到数据库崩溃、信息丢失、医院业务停顿。每个医院信息化都会碰到这样那样的问题,但出现问题的大小与处理方式各不相同。计算机信息管理工作容不得半点马虎,如果线路不好好规划维护,会影响网络数据的正常传输;数据库不认真维护,会影响数据的运算及存储;计算机硬件不定期维护,会影响正常使用等等。每项工作既专业又烦琐,有些工作不一定要求有多高的专业技能,但必须要有认真严谨的工作态度才能做好。

2. 积极的学习态度

在当今日新月异的信息化时代,信息技术的知识更新速度按分秒来计算,不学习新知识就会导致观念落伍、知识陈旧。学习对于一名医院信息化技术人员非常重要,新技术、新发明不断产生,稍有停歇就跟不上当前的形势,也许一年前还属于业内领先的技术,现今就很普及甚至落伍了。例如,早在几年前,云计算、大数据、物联网等只用于一些大型的互联网公司,现在这些技术几乎普及到各行各业,医院是其中之一,并且在一些大中型医院中应用得很好。医院信息化涉及的专业很多,不仅有网络、计算机、信息技术等,还涵盖医学、统计、财务、管理等,目前还很少有专业能涉及这么多学科知识,这就要求医院的信息化人员不断学习,在各有所长的基础上学习其他专业的知识。例如,一名好的数据库工程师,如果理解统计与财务核算等相关知识,那么在数据挖掘、医院经济指标、科研统计等方面会发挥极大的作用,甚至可以为医院决策日后的发展方向提供重要信息。一名电子病历工程师,如果理解一些医学知识及医疗流程,对电子病历的开发与完善,以及日后的维护及应用都非常有好处,因为如果连入院记录、出院记录、病程记录、手术记录等都分不清,也很难做好临床电子病历的工作。就算一名普通的信息管理员,每天也会碰到科室反馈的各种问题,这些问题不仅是单纯的网络等问题,还有科室在应用过程中产生的专门问题及疑问。如财务上的发生额与收入额为何不等,如果能了解些财务知识及收付实现制等,就能很好地为科室解释疑问;在库存管理上如果能学习一些进销存的知识,对库存管理科室产生的疑问也能解释到位,出现问题也能及时反馈给开发商,以便及时修改,为科室解决问题。诸如此类的问题还有很多,医院的信息化技术人员要以积极乐观的态度不断学习,逐步成为懂得卫生业务的行家,用医学语言"说话",突破传统局限,进行业务模式创新。

3. 良好的沟通能力

沟通在任何一个行业都非常重要,作为一名医院信息技术人员,不但对院内的使用者要多沟通交流,还要与软件开发商、硬件集成商、医保部门、同行业技术人员、患者等多方沟通。沟通到位,可以将复杂的问题简单化;沟通不到位,有可能将简单的问题变复杂。医院信息化建设存在整体进展迅速、信息量多、覆盖面广以及安全性、稳定性、可靠性要求严格等特征,很容易导致任务穿插,顾此失彼,缺乏连续性,出现"多人参与,无人负责"的现象。同时,可能一个需求从收集、论证、实施到反馈要经多人之手,这时沟通的技巧、说话的方式就很重要,要以医院大局、以患者为中心来处理问题。又如与软件开发商、硬件集成商要多沟通、多学习,可以请他们给科室做业务培训;平日多参加院内组织的集体活动,与同事多交流;多参加院外组织的学术活动,与院外专家交流学习,向同行、同事多请教等,都会提高沟通能力。沟通顺畅往往起到事半功倍的效果。作为一名信息技术人员应该刻意培养自身的沟通能力,这无论对生活还是工作都是有益的。

4. 坚定的协作精神

信息化建设需要一个核心团队,包含有不同特长且能够密切协同战斗的人员。医院信息化工作涉及许多学科,如计算机、网络、数据库、医疗、管理、统计、财务等等,信息工作人员也涉及许多学科,其必须要有团队协作精神才能做好工作。在工作中要取长补短,相互帮助、相互协作、共同进步。随着医院业务的发展,几乎所有医院每年都在进行软、硬件的更新与更换,需要这些专业人员对系统及硬件做出测试与评估,网络、硬件人员应做好网络及硬件的安装,软件、数据库人员应做好软件、数据库的安装与调试,医疗、统计、财务人员应做好系统的应用评估,管理人员应做好组织、协调、培训等工作,这一系列的工作都需要团队协作来完成,一名信息化人才只有在团队中才能发挥其最大的作用。

5. 踏实的职业道德

职业道德是所有工作人员必须具备的,医疗信息涉及医院的信息、患者的隐私等等。作为一名医院信息化工作人员,在心中要有一杆标尺:什么是工作必须要做的,什么是职业允许的范围,什么是不能越雷池的地方。应严格遵守信息安全各项规章制度及法律法规,不能泄露病人的隐私,不能出卖医院相关资料等等。一名工作人员,无论工作能力多强、技术多精,如果没有职业道德也只是无用之人,甚至会变成罪人。

信息化人才作为整个医院信息化建设的基石,其地位日益重要,没有优秀的人才,信息化建设的质量无从保证。人才因素是推动信息化建设最关键的因素,医院信息化人才的培养任重道远。应从多方面对其进行培养,鼓励他们参加各类继续教育、学术交流和科研活动,在思想、身体心理等方面给予指导关怀,使得信息化人才的队伍不断成长壮大,为医院信息化建设做出更多贡献。

四、医院信息人才培养的方法和建议

1. 加强组织领导高度重视医院信息管理人才队伍建设工作

政府主管部门应从战略高度重视和扶持医院信息化人才培养,在医院信息化规划当中明确加强信息化人才培训体系建设,并从政策、资金等方面对信息化人才、医院信息部门建设予以相应的支持。各级政府主管部门、高校、科研院所、应用示范单位与供应商应当联合起来,面向应用,建立针对不同层次的医院信息化人才的培养体系。医疗信息人才的培养需要有完整的培养计划和机制,应当建立临床轮转考核制度、医疗业务学习制度和鼓励创新制度。同时应当建立亚专科制度,建立 AB 角色的主配角制度,保障、提升信息人才的能力,加强卫生信息化人才队伍的建设。各级卫生行政部门应高度重视医院信息管理人才体系的建设工作,将制订医院信息管理人才发展战略纳入医药卫生人才发展总体战略规划,把医院信息管理人才队伍建设作为卫生事业改革与发展的重点任务。

2. 健全医院信息人才管理体制,加大对医院信息人才队伍建设的投入力度

首先要围绕医院信息管理人才培养、选拔和使用环节,建立健全医院信息管理人才发展制度和机制保障。其次,要借鉴国外先进医院信息技术和教学管理经验,加大信息领域中硕士生、博士生、博士后的培养力度,培养出一批高层次的信息化人才。再次,要优化人才培养模式,要从只注重高层次人才的培养向注重多层次、多方位的人才培养转变。最后,促使各地卫生行政部门积极与发展改革、财政和编制管理等部门沟通协调,建立完善医院信息管理机构,增加医院信息管理机构的建设经费和人才队伍培训经费,满足医院信息管理人才队伍发展需要。

3. 完善医院信息管理人才评价体系和职称体系

在人力资源相关管理部门的指导下,实施医院信息管理专业技术资格评价和认证工作。积极探索和改进医院信息管理人才评价方法,客观、公正地评价医院信息管理专业技术人员的能力和水平。成熟稳定的职业认证与职称体系是保障行业人才队伍扩大和稳定发展的必要条件。要使医院信息人才具有职业归属感、职称荣誉感,能够相对稳定地在行业内持续工作与发展,就必须为其创造相应的职业序列和职称晋升环境。在目前医院信息队伍职业序列不明、职称晋升无序的状态下,需要国家有关部门进行专题研究,尽快在政策上予以明确并相对倾斜扶持,在法规制度上建立医院信息职业与职称体系,并落实到各级各类卫生机构中的相关从业人员。

4. 加强医学院校医院信息管理人才的教育

医院信息人力资源的主要来源是院校专业化培训。院校培训方面,应根据医院信息化行业人才需求与专业知识要求,适应市场需要,在强调学科内涵的同时完善课程设置,重视素质和能力培养,提高信息人才综合素质,形成行业需求与院校培训之间的良性互动循环;在职培训方面,通过建立完善医院信息化岗前培训、阶段性深化培训和建设项目专题培训等应用培训考核认

证机制,不断增强医院信息人才队伍的整体素质,提高专业能力。

5. 重视医院信息管理人才的继续教育

人才培养的岗前教育重要,职业意识和职业能力培养更重要,医院信息管理涉及许多边缘学科、交叉学科和相关学科,应当注重不断充实和更新知识,永远保持新的适应信息岗位需要的最佳知识结构,并通过专业岗位自我开发,把间接的理论知识变为直接能力。当前,信息技术发展异常迅猛,知识老化和更新不断加快,必须重视信息人才的教育,不断更新知识、补充知识,以适应信息时代的发展需要。应坚持在实践中培养,通过脱产学习、短期培训班、全员岗位培训、进修班、研讨班,采用函授、访问学者、远程教育等方式和手段对在职人员进行再教育,并规范化、制度化,使受教育人员的素质和层次得到真正意义上的提高。在确定教学内容时,要做到学有所用、针对性强。

6. 加强医学信息科研工作

目前,医学信息方面的科研课题很少。要建设一座国内知名的强院,开展医疗信息方面的科研必不可少。这不仅可以培养医疗信息化带头人,在进行科研过程中,通过资料收集、统计分析、调查研究等途径提高其理论水平和业务能力,而且可通过学术带头人的"传、帮、带",锻炼整个信息化队伍。同时要鼓励医院人员积极撰写论文、申报科研项目,对那些论文被正式出版物录用的人员,尤其是论文被 SCI、EI、中文核心或中文科技核心刊物录用的人员应给予一定物质和精神上奖励,对于成功申报项目的人员应给予一定比例的配套科研资金,使科室形成良好的学术氛围。

第三篇　医院信息化建设相关制度

第十章　医院信息化建设的工作制度

信息科部门职责

一、职能

在院长、分管副院长的领导下,负责全院计算机网络及信息管理工作。

二、请示与上报

院长、分管副院长。

三、任务与职责

1. 信息科在院长、分管副院长的领导下开展工作。
2. 负责医院信息化建设、管理工作。
3. 制订医院信息化建设战略规划,年度工作计划并组织实施。
4. 建立健全信息管理的各项规章制度。
5. 利用互联网的优势,做好医院对外宣传工作,负责医院网站的建设及管理。

信息科岗位职责

一、信息科科长岗位职责

1. 在院长领导下,负责医院信息科的日常工作。
2. 制订本科室的工作计划并认真实施,做好年度工作总结。
3. 负责组织全院各类应用系统的管理。
4. 负责组织与外部有关部门的计算机联网和信息交换。

5. 负责组织全院网络和综合数据的安全管理。

6. 遵守医院各项保密制度。

二、成员岗位职责

1. 参与制订信息化工作规划与年度计划。

2. 负责信息化相关文档资料的归档整理工作和有关资料的统计上报工作。

3. 负责院内对外数据交换。

4. 负责计算机及附属设备的档案管理。

5. 负责本部门各类文件的收发、运转和档案资料管理。

6. 协助中心领导办理行政、对外交流和思想政治工作,负责中心内部行政事务工作。

7. 完成部门领导交办的其他工作。

信息科工作制度

1. 在院长领导下积极主动地做好全院信息管理工作。严格执行岗位职责和请示报告制度。

2. 对所属部门要建立完善的岗位责任制和严格的工作制度,工作有计划、有落实、有检查。

3. 定期组织、督促、检查医院信息网络系统的各项工作,充分发挥信息功能作用,向业务科室提供信息反馈资料。

4. 定期开展医疗质量和成本效益分析工作,向院领导提供医疗、管理信息,为领导决策提供服务。

5. 模范遵守医院各项规章制度,尽职尽责做好本职工作,及时完成领导交给的各项任务。

6. 按照国家有关规定,做好信息的保密工作。

信息科管理目标

为实现医院总目标,信息科管理应符合三甲医院及基本数字化医院的基本要求,做到:

1. 加强对医院总目标的贯彻,严格遵守科室综合目标责任考评细则。

2. 建立、完善医院信息系统,使其逐步系统化、完整化,逐步扩展医院其他系统。

3. 具有高度的责任心,端正工作作风,加强业务培训,提高科室成员素质。

4. 加强网络设备的维护,使其正常运行。

5. 监控网络运转,保证数据畅通运行,做好数据备份。

6. 做好数据统计,确保信息统计的准确性,提供决策依据。

7. 做好充足的准备,随时应对网络的突发事件。

信息科业务工作规程与流程

一、信息科科长工作规程与流程

1. 组织协调好全科各项工作。

2. 组织落实制订全院信息化工作应用规划和年度工作计划,并组织对计划落实情况的检查。

3. 组织落实计算机设备、网络的使用和维护,对硬件故障、设备报废情况报告提出处理意见并报院长审定。

4. 组织落实全院信息系统的论证、调研、系统分析、开发及应用软件的使用与维护。

5. 组织落实全院网络和综合数据的安全管理,遵守各项保密制度。

6. 完成上级交办的各项任务。

二、综合管理岗位工作规程与流程

1. 协助部门领导起草全院信息化工作应用规划和年度工作计划,并实施对计划情况的检查。

2. 协助部门领导制订医院信息化工作的有关管理制度及考核办法,并负责组织实施。

3. 组织落实信息化技术培训计划。

4. 按照上级规定及要求,完成信息化相关文档资料的归档整理以及有关资料的统计上报。

5. 经领导同意,负责对外交换数据并对数据进行处理,做好登记工作。

6. 计算机设备、耗材的购置要严格按照政府采购办法、医院相关管理规定,按照各部门的需求,结合工作实际进行论证后,拟订设备购置计划并报告主任。

7. 要建立设备档案,同时与院固定资产管理部门核对。内容包括型号、设备配置、设备来源、安装地点及变动情况、启用时间、使用科室(人员)、设备故障情况及检修记录等。遇到设备变更,应及时登记变更。

8. 负责注册用户、设置口令、授予权限,并适时加以修改,以便增强系统的保密程度。

9. 负责本部门各类文件收发、运转和档案资料管理,并及时归档。

10. 协助部门领导做好本院各项信息化工作的日常监督,办理行政、对外交流、思想政治以及内部行政事务。

11. 遵守各项保密制度,做好安全保密工作。

三、网络系统管理岗位工作规程与流程

1. 协助部门领导起草网络建设及发展总体规划和年度工作计划,并实施对计划情况的检查。

2. 网络建设必须采取防火、防水、防雷击、防电磁干扰、防盗等防护措施,确保全院的通信设备及网络设备的安全与畅通。

3. 网络的日常管理和维护

(1)每日检查计算机网络的运行情况,确保线路畅通、网络设备安全稳定运行,做好运行日志。

(2)运用防、杀病毒软件及防火墙对网络实行实时防护,一旦发现有病毒或“黑客”侵入,立即向科长汇报并迅速组织清除。

(3)定期检查内网计算机是否与互联网实行了物理隔断。

4. 负责落实各项网络安全管理制度和用户管理,做好客户端操作系统权限控制、应用系统操作权限分级控制、数据库操作权限分级控制。

5. 做好网络运行状态监督与数据库数据备份工作。每个工作日对计算机网络操作系统和大型数据库系统的运行情况进行检查,有异常的立即向主任汇报并迅速组织排障。

6. 负责网络管理资料的整理和归档。

7. 遵守各项保密制度,做好安全保密工作。

8. 完成部门领导交办的其他工作。

四、硬件设备管理岗位工作规程与流程

1. 计算机设备的维护和保养

(1)对计算机设备操作人员的维护、保养情况进行检查,检查的主要内容是机器的清洁、防尘情况,是否有随意拆装、调试情形,有无对硬件进行技术改动等。检查每季度进行一次,同时结合日常抽检,检查时做好记录。

(2)接到设备异常情况报告单后,要查清故障原因,并记录故障信息,分情况给予维修,每次维修工作完成后,在设备档案中要做详细的维修记录。

（3）确实无法自行修复的，持各科室报送的设备维修单交主任签字后将报修设备送计算机维修公司维修。

（4）如遇特殊情况，须经技术论证后，书面报主任批准后实施。

（5）对所辖范围内计算机运行所发生的各类事故应当日查明情况，以书面形式报主任。

2. 每日检查计算机机房和 UPS 等的运行情况，做好运行日志。

3. 协助专业人员做好机房内各类应用服务器操作系统的安装、集成工作，并做好记录。

4. 每日检查各服务器操作系统的运行情况，确保各服务器安全稳定运行，做好运行日志。

如遇系统运行中出现异常情况应立即报告部门领导，并组织排查。

5. 积极普及和宣传计算机基础知识并负责指导有关科室及部门开展计算机使用工作。

6. 负责计算机等硬件设备的管理资料整理和归档。

7. 遵守各项保密制度，做好安全保密工作。

五、应用系统管理岗位工作规程与流程

1. 日常管理

（1）在全院范围内积极普及和宣传计算机管理知识并负责指导有关科室及部门开展计算机应用系统管理工作。

（2）维护各系统软件，掌握系统软件和测试软件的使用。

（3）每日检查应用系统的运行情况，确保各应用系统安全稳定运行，记好运行日志。

（4）如系统运行中出现异常情况应立即报告部门领导，并组织排查。

2. 各科室提出软件需求修改申请

（1）经调研、分析后应在工作日 24 小时内填写维护申请单报部门领导审核，并做好记录。

（2）收到软件更新通知后，在测试环境下全面测试，测试无误后报主任审核。

（3）及时通知各科室更新各工作站端程序，并随时检查程序更新情况。

3. 根据上级主管部门标准化管理规定，对应用系统的技术标准、数据标准、应用标准及规范性制度加以实施。

4. 负责医院网站的软件开发、应用培训、安全管理。

5. 负责组织医院应用软件使用的专业培训。配合部门制订培训计划及编制培训教材。

6. 对于各科室使用的其他应用系统,根据有关操作说明,协助其正确安装,并尽力解决程序运行中出现的问题。

7. 负责应用系统管理资料的整理和归档。

8. 遵守各项保密制度,做好安全保密工作。

数据及信息安全管理制度

一、目的

为加强医院信息中心管理,保护医院信息系统安全,促进医院信息系统的应用和发展,保障医院信息工程建设的顺利进行,现遵循信息安全等级保护要求,从技术和管理两方面构建安全稳定的医院信息平台,保证医院信息系统的稳定运行以及业务数据的安全可靠,特制订本规则。

二、使用范围

本制度所称的数据及信息,是由计算机及其相关配套的设备、设施构成的,按照系统应用目标和规则对医院信息进行采集、加工、存储、传输、检索等处理的人机系统(即现在医院建设和应用中的所有信息管理系统)。

三、职责

数据及信息系统的安全管理,是指保障计算机及配套的设备、设施的安全,保障运行环境的安全,保障信息的安全,保障医院信息管理系统功能的正常发挥,以维护信息系统的安全运行。

信息系统的安全保护,重点是维护信息系统中的数据信息和网络上一切设备的安全。医院信息系统内全部上网运行的计算机的安全保护都适用本规则。

保护信息系统医疗信息和患者隐私,不得利用医疗信息从事商业活动或其他与治疗无关的活动,不得私自复制、下载、传播和泄露患者信息。

四、管理组织

医院信息安全管理组织应由医院主要领导及相关职能部门负责人组成。信息中心主管全院信息系统的安全保护工作。任何单位或者个人不得利用上网计算机从事危害医院利益的活动,不得危害信息系统的安全。

数据库系统的运行环境、物理安全及网络安全由信息中心负责。数据库由信息中心统一管理。信息中心指定专职人员(以下简称管理员)负责管理、维护数据库,分管领导负责对数据库使用者进行权限审批。

管理员负责管理数据库密码,建立数据库维护档案,负责数据库的规划、新建、空间分配、用户分配、操作日志的监控、数据库的负载监控,对数据库各项操作进行记录及相关资料的存档。

五、计算机安全管理

1. 医院计算机操作人员必须按照计算机的正确使用方法操作各系统模块,严禁暴力使用计算机或蓄意破坏计算机软、硬件。

2. 未经许可,不得擅自拆装计算机硬件系统,若需拆装,须由信息中心人员进行。

3. 计算机软件的安装和卸载工作须由信息中心人员完成。

4. 使用系统必须有合法授权,未经授权不得使用。禁止非本科室工作人员操作使用计算机,任何人都不准在计算机上进行非工作性操作。

5. 医院计算机仅限于医院内部工作使用,原则上不许接入互联网。

6. 医院任何科室如发现或怀疑有计算机病毒入侵,应立即断开网络,同时通知信息中心人员负责处理,信息中心应采取措施清除,并向上级领导报告备案。

7. 医院计算机不得安装游戏、即时通信设备等与工作无关的软、硬件,确属工作需要,需要安装使用其他软件,必须经信息中心负责人批准,由信息中心人员负责安装调试。

8. 医院内网计算机不得使用任何移动存储设备。

9. 不得在医院网络中制作、复制和传播国家法律、法规所禁止的信息。

10. 未经允许,不得擅自修改计算机中的任何设置。

11. 严格落实现任责任制和数据安全保护措施,定期更改用户登录密码并注意保密。

12. 不得私自带领外单位人员参观、演示操作网络系统软件;必须参观者须逐级报请科室负责人和信息中心负责人以及医务处领导批准。

13. 切实执行网络设备维护保养制度,保持计算机及其场所的清洁卫生。

14. 严格遵守医院有关信息系统规章制度,确保网络安全、正常有序运行,工作中遇到技术性问题,及时与信息工程技术组联系。

六、用户及密码管理

需管理的操作系统及数据库用户一般包括:操作系统管理员、数据库管理员、数据库用户、应用软件管理员。

管理员要根据工作的需要,认真细致地制订用户权限分配方案,方案由各科室负责人签字同意后方可进行分配,对于不再使用的用户要及时清理,保证数据库的安全。

用户密码必须由医院内部授权人员掌握,严禁其他单位人员获取密码。

不同的应用系统应设置不同的密码,专人、分级管理。

管理密码者要严格遵守国家的有关保密制度,不得泄露密码。特殊情况下需要他人以自己的密码进入系统时,应征得负责人同意,并在工作完成后及时修改密码。

七、数据库运行管理

制订数据库日志管理机制,用户直接登录数据库维护的记录能够跟踪、查找、监测。在数据库中建立数据操作的跟踪、审计功能。

定期查看业务系统操作日志,检查是否存在非正常操作人员进行前台业务操作软件管理权限范围外的数据修改,检查是否存在非正常的数据修改等。

数据库日常运维管理:管理员要定期对数据库服务器及各数据库运行状态进行监测记录,定期对各数据库进行检查,并根据需要召集售后技术支持服务商对数据库进行优化、调整,确保数据库系统的正常运行,并将数据库运行记录存入数据库档案。

八、数据库安全管理

备份数据实行异地存放制度。

确保数据库完全与外网隔离,操作人员进入机房操作数据库需有管理员在场,操作人员对各项内容的检查及操作要详细记录,管理员将操作记录及相关资料存入数据库档案。

对数据库运行状态进行不定期检测,当发现数据库处于异常状态时,管理员应及时分析原因,并通知负责人,由负责人组织进行故障处理。当数据库发生严重、特别严重故障时,应上报分管领导,由分管领导组织进行故障处理。组织相关人员对数据库故障进行分析,制订数据库故障解决方案,由操作人员对处理过程进行详细记录,管理员将数据库故障处理的相关资料存入数据库档案。

九、数据安全管理

制订保密防范措施,重要数据、软件的修改应留有操作痕迹,并具有恢复功能。严格审查数据的输入、处理、存储、输出;重要数据须加密存储,对存储介质中的文件和数据,应有软件保护措施。

十、安全监督

信息管理部门对信息系统安全保护工作行使下列监督职权：

1. 监督、检查、指导信息系统安全维护工作。

2. 查处危害信息系统安全的违章行为。

3. 履行信息系统安全工作的其他监督职责。

4. 信息工程技术人员发现影响信息安全系统的隐患时，可立即采取各种有效措施予以制止。

5. 信息工程技术人员在紧急情况下，可以对涉及信息安全的特定事项采取特殊措施进行防范。

系统安全管理制度

一、目的

为了保障医院信息系统的正常运行，确保信息系统的安全、可靠、稳定以及数据的完整性和准确性，避免人为原因导致系统瘫痪，充分发挥网络的快速性和有效性，特制订此制度。

二、使用范围

本制度适用于医院内部所有使用计算机的部门，本制度中的电脑设备，包括医院所有电脑、外挂设备、网络连接器以及工作笔记本电脑。

三、制度要求

1. 各工作计算机未进行安全配置、未安装防火墙或杀毒软件的，不得进入医院内网。

2. 各计算机应设置相应的账户、密码，并不得随意向他人泄露。

3. 任何工作人员不得制造或故意输入、传播计算机病毒和其他有害数据，不得利用非法手段复制、截收、篡改医院信息系统中的数据。

4. 禁止利用扫描、监听、伪装等工具对网络和服务器进行恶意攻击，禁止非法入侵他人网络和服务器系统，禁止利用计算机和网络干扰他人正常工作。

5. 各级用户有不同的管理权限，各用户应保管好自己的用户账号和密码，严禁随意向他人泄露、出借自己的账号和密码。

6. IP地址为计算机网络的重要资源，应在信息中心的规划下使用这些资源，其他人员不得擅自更改。

7. 凡内部网络使用的数据或文件,非工作需要不得以任何形式转移,更不得透露给他人。

8. 系统日志作为监测系统运行状态的重要资料,不得随意修改、删除。

9. 对系统进行重要操作时,应先做好备份工作,以防系统信息丢失、破坏。

IT 资产安全管理制度

一、目的

为进一步加强医院所辖 IT 资产的安全管理工作,全面防范各类安全事故,特制订此制度。

二、使用范围

凡医院享有所有权、管理权或使用权的 IT 资产均适用本制度。

三、安全管理的内容及要求

1. 硬件安全管理

(1)业务系统设备的选型与采购由信息中心统一管理。

(2)设备选型要以满足工作需要为前提。

(3)选用或购置涉密设备时应符合相关规定,确保设备的可靠性。

(4)对大宗采购的设备要按相关规定进行招标,做出优化选择。

(5)新购置的网络设备及网络安全产品应进行安全检测和实际测试,测试合格后方能投入使用。

(6)复杂的设备应由厂商或集成商负责安装调试,保证设备的可靠运行。

(7)建立设备登记档案,记录每台设备的名称、规格、配置、使用日期,使用部门等参数。

(8)各部门及个人领用的设备应实行个人负责制,每台设备应有专人负责管理和使用,不得随意转借,更不得交无关人员使用。

(9)非信息中心指定的维护人员不得私自拆卸电子设备,不得私自更换零件,凡因此造成的设备损坏或配件丢失由当事人负责。

(10)长期闲置或不再使用的设备可向信息中心提出调拨或报废,由信息中心根据设备的具体情况决定进行调拨或报废。

(11)各部门确无使用价值的设备的报废申请,由信息中心核准后报领导批准,并由财务部备案。

（12）设备报废依据财务管理办法和有关规定执行，对报废设备的存储介质中的内容要进行清除，防止泄密。

2. 软件安全管理

（1）应用软件在开发或购买之前应正式立项，成立由技术人员、业务人员和管理人员共同组成的项目小组并建立软件质量保证体系，选用的软件应为正版软件。

（2）软件在正式使用之前必须进行必要的测试，保证业务能正常、安全、可靠地运行。不得建立无关用户，测试用户在完成测试后必须加以限制或删除。

（3）应用软件在正式投入使用之前必须经过内部评审，确认系统功能、测试结果和试运行结果均满足设计要求，技术文档齐全，并经分管领导批准。

（4）软件使用人员必须经过适当的操作培训和安全教育。

（5）信息技术人员不得擅自进行软件维护和系统参数调整。

（6）应采取有效措施，防止对应用软件进行非法修改。

（7）关键的业务系统软件和应用软件必须启用安全审计留痕功能，便于系统建立用户访问资源的审计记录。

3. 数据安全管理

（1）对系统数据实施严格的安全与保密管理，防止系统数据的非法生成、变更、泄露、丢失与破坏。

（2）关键业务数据不得泄露，禁止外传。

（3）各业务数据仅用于明确规定的目的，未经批准不得他用。

（4）涉密数据不得以明码形式存储和传输。

（5）在数据的传输过程中采取各种加密手段进行保障，如 SSL、PGP 等技术手段。

（6）数据库管理系统的口令必须由专人掌管，并定期更换，禁止同一人掌管操作系统口令和数据库管理系统口令。

（7）对数据的备份、恢复、转出、转入的权限都应严加控制，严禁未经授权将数据拷贝出系统、转给无关的人员或单位，严禁未经授权进行数据恢复和数据转入操作。

（8）关键业务必须定期、完整、真实、准确地备份，并要求集中和异地保存。

（9）备份数据不得更改。

网络安全管理规定

一、目的

为保障全院网络安全,防止病毒入侵,防止内部信息泄露,特制订本规定。

二、使用范围

本规定适用于全院医护人员、行政人员以及研究生、进修生、实习生等一切使用本院网络的人员。

三、职责

信息中心和全院医护以及行政人员全力保障网络安全,维护医院以及病人的权益。

四、规定细则

1. 网络设备和线路在日常工作中不得触动、拉扯、挤压,不得使用网络设备的供电电源,不得让水源接近网络设备和线路。服从网络中心管理,非网络管理人员不得管理和使用网络设备及线路。

2. 网络终端电脑要服从日常工作管理,不得擅自拷出和拷入任何数据。终端电脑网络配置不得擅自更改,网线不得擅自拔插,USB 接口和光驱不得擅自使用,机箱不得擅自开启,硬盘只允许网络中心工作人员进行拆卸、安装、拷贝、维护。

3. 网络终端电脑和机房服务器由信息中心安装经公安机关检测合格的杀毒软件,并定期负责升级。

4. 网络终端电脑由信息中心安装桌面管理软件,安装系统补丁。信息中心对全院新安装程序进行统一下发安装,对全院终端的硬件信息、安全信息、端口使用、异常操作进行监控,以加强终端电脑的安全管理。

5. 内网和外网必须物理隔离,其他卫生机构以及银行机构与医院内网的连接必须经过防火墙、网闸等设备,设备只开放必需 IP 和端口,并且在医院的内网中使用入侵检测系统(IDS)等设备,以监控内网的安全情况。

6. 加强应用系统的密码策略,加强密码的复杂程度和加密级别,防止暴力破解,并从行政管理的角度来加强对职工对密码的重视程度,减少密码的泄露。

7. 加强单位职工的网络安全培训,使得大家提高网络安全意识,能够自觉遵守网络安全管理规定并积极地维护有助于单位网络安全、稳定的各项措施。

8. 加强内部网络的审计工作,对重要数据库的操作保持密切监视。

9. 网络设备口令要严格管理,不得随意泄密。口令更新周期不得超过三个月。网络管理员专有口令只能专人专用。所有口令必须在 8 位以上,含数字、字母以及特殊符号,以保证密码的复杂性。

10. 网络设备的配置以及网络安全设备的配置每周都要按时进行 1～2 次备份,以备查阅。网络日志以及网络管理员对设备的登陆和操作均要一一记录,并按日志重要等级确定保存时间,普通日志保存周期为一个月,各网络管理员可根据实际情况做出调整,网络安全策略也要形成文件一一备案。

11. 网络设备要在适合的情况下尽可能升级其 IOS,升级时要尽可能选择完善的版本。网络安全设备在升级时也要尽可能选择完善的版本,并且在不影响业务的情况下一定要升级其版本。

12. 网络终端电脑由信息中心安装网络杀毒软件。网络杀毒软件服务器每周定期由信息中心升级病毒库,保障网络终端的使用安全。

13. 如果发现威胁单位网络安全的行为,应该严肃处理,情节严重的送至公安机关处理。

安全事件报告和处置管理制度

一、目的

信息时代,医院的办公、病人的就医都离不开网络信息系统,其一旦发生断电、服务器故障等不能快速恢复的突发事件,将会严重影响医院的医疗工作秩序,影响病人的就诊,以致给病人的生命安全、医院财产造成重大损失。为有效预防和处置医院信息系统突发事件,维护正常的医疗和工作秩序,保障病人的生命和医院财产、信息安全,形成科学、有效、反应迅速的应急工作机制,确保重要计算机信息系统的实体安全、运行安全和数据安全,最大限度地减轻网络与信息安全突发公共事件的危害,为预防和及时处置网络突发事件,维护正常的门诊、住院工作流程和医疗程序,保障患者正常就医,特制订本规定。

二、使用范围

本规定适用于医院发生的网络与信息安全突发公共事件和可能导致网络与信息安全突发公共事件的应对工作。如网络突然发生中断、停电、线路故障、网络通信设备损坏、病毒爆发等导致医院信息系统不能正常运行的所有软、硬件故障。

三、工作原则

预防为主：立足安全防护，加强预警，重点保护医院主信息管理系统，优先保证门急诊正常运转，从预防、监控、应急处理、应急保障等环节，采取多种措施，充分发挥各方面的作用，共同构筑网络与信息安全保障体系。

快速反应：在网络与信息安全突发公共事件发生时，按照快速反应机制，及时获取充分而准确的信息，跟踪研判，果断决策，迅速处置，最大限度地减少危害和影响。

以人为本：把保障公共利益以及病人合法权益作为首要任务，及时采取措施，最大限度地避免医院和病人利益遭受损失。

分级负责：按照"谁主管谁负责、谁使用谁负责"的原则，建立和完善安全责任制及联动工作机制。根据部门职能，各司其职，加强部门间的协调与配合，形成合力，共同履行应急处置工作的管理职责。

常备不懈：加强技术储备，规范应急处置措施与操作流程，定期进行预案演练，确保应急预案切实有效，实现网络与信息安全突发公共事件应急处置的科学化、程序化与规范化。

四、组织指挥机构与职责

发生网络与信息安全突发公共事件后，设置应急小组，组长由医院有关领导担任，成员由信息中心、门诊部、药房及财务科等部门人员组成，采取统一管理体制，明确责任人和职责，细化工作措施和流程，建立完善管理制度和实施办法，协调全院网络与信息安全突发公共事件的应急处置工作。

信息中心开通 24 小时值班电话，保证与各个部门的联系，若发现异常应立即向有关领导汇报。

五、报告程序

1. 软件系统故障：各操作科室先向信息中心上报问题后，由各系统负责维护人员查明原因，协调解决，如遇易造成影响全院运行的问题时，需及时向主管领导上报，启动预案。

2. 硬件系统：发现鼠标、键盘、显示器、打印机或个体设备发生问题时，及时与信息中心联系，由硬件工程师协调处理，能立即修复的修复，不能的及时换用备用设备。

3. 网络：网线、交换机、光纤模块、UPS 电源故障由信息中心网络工程师检修,如不能立即修复就启用备用设备,保证网络运行正常。

4. 数据安全与病毒防范:信息中心维护人员应每天检查服务器的数据备份和实时数据的运行情况,如出现异常情况应立即查明原因,排除隐患。维护人员应定时更新病毒服务器,对院内工作站实时进行病毒监控,若工作站受到病毒感染应立即关闭计算机,重装系统。

5. 信息泄密:如发现院内网络信息外泄,应立即向信息中心上报,信息中心确认后向分管院长及总值班上报,并立即启动相关预案。

6. 无论任何原因导致信息系统出现问题时,应立即上报主任、分管院长和总值班,启动预案。

六、事件分级

根据信息系统恢复时间分为四级:恢复时间 6 小时以上的为Ⅰ级,恢复时间 2～6 小时的为Ⅱ级,恢复时间 0.5～2 小时的为Ⅲ级,其余的为Ⅳ级。

七、预案启动

1. Ⅳ级故障处理预案

如果信息中心在排查故障后认为能在半小时内恢复系统正常工作,可以先暂停系统工作,待故障排除后立即恢复正常工作。此时,门诊、住院窗口工作人员应耐心向病人解释说明情况,服务台负责人组织大厅保安及服务台工作人员维护好窗口患者排队秩序,劝慰患者耐心等候。

2. Ⅰ、Ⅱ、Ⅲ级故障处理预案

(1)信息中心:启动单机划价服务器,通知收费处使用单机划价。

(2)门诊收费:向财务部领取手工发票,两人一组,一人划价,一人收费。自费病人仍然按照原结算方式结算;参保病人按照自费结算,然后去医保中心报销或者等系统恢复后换电脑发票。

(3)门诊医生工作站:开立手工处方。

(4)门诊药房:按手工处方发放药品。

(5)出院结账处:自费病人开具手工发票;医保病人留下通信方式,先出院暂不结算,等系统恢复后进行结算。

(6)医技窗口:不进行电脑确认,核对手工发票。

(7)住院医生工作站、护士工作站:开立手工医嘱,按照手工医嘱先至药房借药,等系统恢复后补录医嘱。做好住院患者和预出院患者的解释工作。

(8)病区药房:根据护士站的借药单进行摆药,并做好登记,系统恢复后补录。

(9)财务部:准备好手工发票以备Ⅲ级及以上故障使用。

3. 具体协调工作

（1）转入手工工作的统一时间由院长办公室请示院长同意后执行，相关部门严格按照通知时间协调工作，在未接到新的指示前不准私自操作电脑。

（2）门诊挂号工作协调：由门诊部护士长负责如手工挂号的开始、结束时间。

（3）门诊收费工作协调：由收费处主任负责总体协调，并与信息中心保持联系，及时反馈沟通最新消息；建立手工发票使用登记本，在系统恢复后组织收费员逐步转入电脑收费。

（4）门诊服务台工作协调：联合保卫处维持大厅秩序，处理特殊患者事件。

（5）出院结算工作协调：由出院结账处主任负责总体协调，如办理先出院后结算的病人要做好详细登记。

（6）临床工作系统协调：临床工作由医务处、护理部共同协调；网络故障期间临床科室详细记录患者的所有执行情况，详细填写每个患者的药品请领单（一式两份，一份科室留存以便补录医嘱，一份给病区药房）。

4. 关于停电的应急预案

（1）有计划停电

根据停电计划提前发送网络通知提醒大家准时关机，并利用软件强制关机。来电后查看数据库进程数，如果进程数特别多，则断开所有网络，后台删除所有进程，然后开通门诊网络，在门诊使用基本稳定后开通其余网络；如果进程数正常则无须调整。

（2）突发性停电

在发生突发停电后及时询问后勤有哪几路线停了，如果停电范围小则只需删除停电区域的死进程，如果停电范围大，则断开停电区域网络，然后把这个区域的死进程删除，再开通这个区域网络。

5. 信息泄密预案

发现信息泄密时应第一时间内上报院领导，同时请网站服务商立刻查封该泄密信息，并检查是否还有其他泄密信息，如有则一并查封，另外在领导批准后向公安机关报案，请求协助调查违法人员的 IP 地址等信息，以此确定违法人员，对其进行院内处分或追究其法律责任。

八、应急处置

1. 启动应急预案的条件：不可抗因素（不可预知的突发故障）导致信息系统停止运行 30 分钟以上，经技术确认无法在短时间内恢复正常运行时。

2. 启动应急预案的决策：在上述情况发生后，由信息中心及时报告院领导,由院长办公室发布启动应急预案通知。

3. 启动应急预案的通知:院长办公室直接发通知给门诊办公室、医务处、财务科等部门的主要负责人或相关人员。

4. 应急预案终止的条件:相关技术人员反复经过测试,确认信息系统可以恢复正常运行,由医院信息中心上报院领导和院长办公室。

5. 取消应急预案的决策:在医院信息系统恢复正常运行后,由主管院领导决定终止应急预案,返回系统正常运行方式。

6. 取消应急预案的通知:由院长办公室通知相关部门取消应急预案,切换回正常运行方式,门诊办公室人员确认就诊秩序正常。

九、后期处置

在应急处置工作结束后,要迅速采取措施,抓紧组织抢修故障设备等,减少损失,尽快恢复正常工作,统计各种数据,查明原因,做好补救。

网站信息发布管理制度

一、目的

为使医院网站信息发布工作进一步规范化和制度化,保证医院信息发布及时、准确、规范,杜绝信息安全隐患,防止人为责任事故的发生,更好地展示医院风貌和医院发展动态,更好地为医院中心工作服务,依据《互联网信息服务管理办法》及《非经营性互联网信息服务备案管理办法》,按照国家法律、法规的规定,结合工作实际,特制订本制度。

二、使用范围

本制度适用于中大医院及各职能科室网站。

三、职责

网站发布内容由院宣传部负责,内容审核由院办公室负责。

四、制度细则

1. 网站的内容不得泄露医院机密,不得宣扬暴力、色情、伪科学,不得危害国家安全和社会稳定。

2. 网站遵循系统安全保密组织和各项规章制度,采取有效的安全措施,加强网上监管,确保网站和上网信息安全。

3. 网站应及时公开下列信息：

（1）有关法律、法规、规章、制度和卫生政策；

（2）医院新闻及相关工作信息，包括重大事件、重要活动、领导讲话等；

（3）其他应予公开的相关信息。

4. 网站的信息维护、更新实行分级负责制，遵循"谁发布、谁负责，谁承诺、谁办理"的原则。

5. 网站信息应定期维护、及时更新，特别是动态性的信息，要及时采集、传递、更新、发布，保证网络信息的时效性、准确性，使网上信息丰富、真实、及时、有效。共同维护网站良好形象。

6. 医院职能科室在医院网站发布相关信息，由各部门进行撰稿，并填写网上发布信息申请表，经主管领导审核、签字批准后，网站信息管理员方可上网发布。重要信息的发布须经院领导批准。各职能科室负责人对其所发布信息的内容负主要责任。新闻栏目信息的采集、审核和发布由宣传部统一负责。

7. 所有发布的信息以电子文档的形式永久保留，以备在国家有关机关依法检查时予以提供。

8. 网站互动栏目中的建议、投诉等，需要回复、处理的，应由工作责任职能部门及时回复、处理。

9. 网站实行网站安全保密工作负责制。系统管理员和信息发布员不得把后台维护的用户名和密码透露给他人，系统管理员应定期对用户名和密码进行修改。

信息系统变更及发布管理制度

一、目的

为规范软件变更与维护管理，提高软件管理水平，优化软件变更与维护管理流程，特制订本制度。

二、使用范围

本制度适用于医院各信息系统。

三、变更流程

1. 系统变更工作可分为下面三种类型：

（1）功能完善维护。业务科室由于业务发展或业务处理的需要，所产生的对系统现有功能进行修改、完善的需求。

（2）系统缺陷修改。系统设计和实现上的缺陷会引发业务操作中的异常。对系统缺陷进行修复的需求。

（3）统计报表生成。业务科室统计报表数据生成的需求，所要求的统计报表数据不能够通过应用系统现有功能提供。这些报表有的只是一次性使用，有的需要经常使用。

2. 系统变更工作以任务形式由相关科室和系统管理员协作完成。系统变更过程类似软件开发，大致可分为四个阶段：任务提交和接受、任务实现、任务验收和程序下发。

3. 因紧急问题处理引发的系统变更处理，具体流程参见"紧急变更流程"。

4. 相关科室提出系统变更需求，并将变更需求整理成系统变更申请表，由科室负责人审批后提交给系统管理员。

5. 系统管理员负责接受需求，进行分析需求后，向开发人员提出系统变更建议。

6. 实现过程应按照软件开发过程规定进行。系统变更过程应遵循与软件开发过程相同的正式、统一的编码标准，并经过测试和正式验收才能分发。

7. 系统管理员组织相关科室对变更后系统程序严格按照功能要求在备用服务器上进行全面调试，并撰写程序变更验收报告，提交科室负责人和系统管理员签字确认通过后才能分发新版本，并撤销前一版本。

8. 变更之前需对前一版本程序进行保存。

9. 系统管理员负责对系统变更过程中的发布文档进行归档及版本管理，变更过程中涉及的所有文档应至少保存两年。

四、紧急变更流程

1. 紧急事件的报告

相关科室发现系统异常，导致业务处理无法正常进行，必须迅速处理解决时，问题发现人将问题报告给系统管理员。

系统管理员根据问题信息，进行问题的初步诊断，如有可能，对问题原因进行分析定位，并给出解决问题的建议。

2. 紧急事件变更启动

系统管理员接到紧急问题上报后，及时与问题发现人进行讨论和交流，了解情况，并最终判定是否属于紧急事件。确定属于紧急事件后，由系统管理员启动紧急事件变更流程，并根据其重要性和紧迫性分配优先权，组织人员按照相应的处理流程处置。

3. 紧急事件变更处理

系统管理员组织人员进行紧急事件变更处理。紧急事件变更流程的处理同一般问题变更流程,包括分析、设计、实施、测试、验收,但需使用专设系统用户账号进行紧急事件变更,并明确记录"紧急事件变更"文档。

4. 紧急事件变更程序分发

系统管理员组织完成变更处理后,进行程序分发。紧急事件变更流程的程序分发同一般系统变更流程。

5. 补办文档和领导审批记录

紧急问题得到妥善解决后,需要分别补办各类文档和审批记录。

五、变更失败恢复流程

1. 变更失败的报告

变更程序下发后,相关科室使用时发现程序变更后操作出现异常,导致业务无法正常进行,问题发现人应立即将问题报告系统管理员。

2. 变更失败恢复启动

系统管理员接到变更失败报告后,由系统管理员启动变更失败恢复流程,组织人员按照相应的处理流程处置。

3. 变更失败恢复处理

系统管理员组织人员进行变更失败恢复处理,将保存的前一版本程序下发,恢复前一版本程序,并对变更的程序进行检查,查找问题所在。

4. 对此操作进行文档记录

介质安全管理制度

一、目的

为了加强医院存储介质管理,确保介质内数据安全,特制订本制度。

二、适用范围

医院所有涉及数据存储的介质,需按本制度进行管理。

三、制度要求

1. 信息中心负责存储的介质的统一分配及回收。
2. 介质应存放在安全的环境中,做到防磁、防水、防潮、防止损坏。
3. 对于脱机存放的各类介质,由专人负责进行检查、控制和保护,防止被盗、被毁、被修改以及信息的非法泄露。

4. 存储介质需要送外维修时,应进行信息清除,确保信息不会外泄。

5. 存储介质在报废前,应进行信息清除工作。

6. 由信息中心负责存储介质的销毁,由两人当面销毁存储介质。

四、密码管理制度

1. 目的

为保证医院各信息系统的使用安全和数据安全,特制订本管理制度。

2. 使用范围

本制度适用于医院信息系统各模块和岗位操作人员的管理。

3. 职责

信息中心负责各模块和岗位操作人员初始用户账号及密码的设置,之后由各用户自身妥善保管。

4. 制度细则

(1) 机房的服务器、网络设备、安全设备的管理账号密码由网络管理员及部门负责人持有,实行密码定期更换制度,最长有效期不超过90天。

(2) 更换服务器与网络设备密码时必须执行密码备案制度,以防遗失密码,同时告知主管领导备案密码。

(3) 用户级密码、重要业务的密码不得互相泄露。不同级别用户间不得交换账号使用,特殊情况下须报告网络管理员处理。

(4) 公共账号不得向外人泄露。

(5) 如发现密码及口令有被破解、使用过的现象,系统管理员要立刻报告部门负责人,严查泄露源头,同时更换密码。

(6) 要求重新设定密码和口令的用户,必须与系统管理员商定密码及口令,由系统管理员备案后操作。

(7) 公共账号密码变更,必须通知到相关科室。

(8) 如果用户需要更新密码,应谨慎修改密码,修改后必须牢记密码。

(9) 当用户因更换或忘记密码、口令而要求查询密码、口令时,需向信息中心提交申请单,由部门负责人或系统管理员核实后实行,并对用户档案做更新记载。

(10) 采购含有密码技术的产品时,应当采购《含有密码技术的信息产品政府采购规定》目录中的产品;用于涉及国家秘密的信息系统的含有密码技术的信息产品及相关服务,还应当通过具有涉密或者密码相关资质的企业采购。

(11) 确需采购未列入目录中的含有密码技术的信息产品的,应同时具备三个条件,即通过同级密码管理部门(机构)组织的需求合理性论证,通过公安部、国家安全部、国家保密局、国家密码管理局联合指定的安全评估机构的安全评估,通过国家密码管理局指定的检测机构的检测。

信息系统应急预案

一、目的

为了维护医院信息系统的正常运行,提高信息系统事故发生时的快速反应能力,将事故损失减少到最低限度,特制订本预案。

二、使用范围

本预案适用于医院内信息事故的应急抢救现场处置工作。

三、职责

本制度自公布之日起实施,由医院信息中心负责解释与修订。

四、应急方案

1. 事件分级

根据信息系统恢复时间分为四级:恢复时间6小时以上为Ⅰ级,恢复时间2~6小时为Ⅱ级,恢复时间为0.5~2小时为Ⅲ级,其余为Ⅳ级。

2. 处理预案

(1)Ⅳ级故障处理预案

如果信息中心在排查故障后认为能在半小时内恢复系统正常工作,可以先暂停系统工作:门诊、住院部暂停信息系统工作,待故障排除后立即恢复正常工作。此时,门诊、住院窗口工作人员耐心向病人解释说明情况,服务台负责人组织大厅保安及服务台工作人员维护好窗口病人排队秩序,劝慰病人耐心等候。

(2)Ⅰ、Ⅱ、Ⅲ级故障处理预案

① 信息中心:启动单机划价服务器,通知收费处使用单机划价。

② 门诊收费:向财务部领取手工发票,两人一组,一人划价,一人收费。自费病人仍然按照原结算方式结算;参保病人按照自费结算,然后去医保中心报销或者等系统恢复后换电脑发票。

③ 门诊医生工作站:开立手工处方。

④ 门诊药房:按手工处方发放药品。

⑤ 出院结账处：自费病人开具手工发票；医保病人留下通信方式，先出院暂不结算，等系统恢复后进行结算。

⑥ 医技窗口：不进行电脑确认，核对手工发票。

⑦ 住院医生工作站、护士工作站：开立手工医嘱，按照手工医嘱先至药房借药，等系统恢复后补录医嘱。做好住院患者和预出院患者的解释工作。

⑧ 病区药房：根据护士站的借药单进行摆药，并做好登记，系统恢复后补录。

⑨ 财务部：准备好手工发票以备Ⅲ级及以上故障使用。

（3）具体协调工作

① 转入手工工作的统一时间由院长办公室请示院长同意后执行，相关部门严格按照通知时间协调工作，在未接到新的指示前不准私自操作电脑。

② 门诊挂号工作协调：由门诊部护士长负责，如手工挂号的开始、结束时间。

③ 门诊收费工作协调：由收费处主任负责总体协调，并与信息中心保持联系，及时反馈沟通最新消息；建立手工发票使用登记本，在系统恢复后组织收费员逐步转入电脑收费。

④ 门诊服务台工作协调：联合保卫处维持大厅秩序，处理特殊病人事件。

⑤ 出院结算工作协调：由出院结账处主任负责总体协调，如办理先出院后结算的病人，要做好详细登记。

⑥ 临床工作系统协调：临床工作协调由医务处、护理部共同协调；网络故障期间临床科室详细记录患者的所有执行情况，详细填写每个病人的药品请领单（一式两份，一份科室留存以便补录医嘱，一份给病区药房）。

五、教育培训及演练

应对各应急预案涉及的部门进行培训，并定期举行预案演练。

医院信息系统应急预案技术方案

（1）主服务器富士通 M 8000 宕机：通过双机热备自动切换到服务器富士通 850 上，机房管理员每天检查运行状态，发现服务器切换到 850 上后及时上报并检查原因，如 M 8000 没问题则手动把服务器切换至 M 8000 上。

（2）EMC 主存储宕机：机房管理员手动把存储切换到门诊备份存储上，等主存储恢复后再手动切换回来，Snapview 将自动把备份存储上的数据同步到主存储上。

（3）PACS 的 ftp 服务器 280 宕机：机房管理员手动把服务器切换到富士

通 450 上,等 280 恢复后手动切换回来。

(4) 主服务器与备用服务器都宕机:将 Sycsort 备份软件的备份盘符挂到另一台临时服务器上,并在该服务器上建立 oracle 文件夹,启动 oracle 数据库服务及监听服务,服务地址为原主服务器地址 10.1.1.3。主服务器恢复后,将临时服务器上产生的数据做备份后导回主服务器,再切换回使用主服务器。

(5) 当启动医院信息系统应急预案时:启用备用服务器,通知各收费窗口使用备用程序查询价格等信息,收费处、医生工作站、药房等部门均使用手工方式,等系统恢复正常后各部门补录各项数据。

网络与信息安全应急预案

随着医院信息化建设的不断发展,医院利用信息系统已经参与并深入医院管理、业务处理(入出院办理、计费、电子病历、电子申请单、查询化验和心电结果等)、科研教学、示教等工作的各个环节,已从最初的费用管理逐步向医疗信息管理的方向转移,对计算机和网络的依赖性越来越强,因此信息网络安全运行的重要性已不言而喻。在无纸化办公的条件下,医院信息系统牵涉所有患者的治疗安全。为了应对医院信息系统突发故障,保证医院信息系统安全、高效、有序地运行,避免故障情况,以及保证医院信息系统在出现故障情况时医疗服务还能有次序地正常开展,需要建立一套行之有效的应急预案。

一、总则

1. 编制目的

为科学应对网络与信息安全(以下简称"信息安全")突发事件,建立健全信息安全应急响应机制,有效预防、及时控制和最大限度地消除信息安全各类突发事件的危害和影响,保证医院局域网的稳定运行,提供良好的办公环境,特制订本应急预案。

2. 编制依据

《中华人民共和国计算机信息系统安全保护条例》

《计算机病毒防治管理办法》

《计算机信息网络国际联网管理暂行规定》

《国家信息化领导小组关于加强网络与信息安全保障工作的意见》

3. 适用范围

本预案适用于医院(含所有分院)范围内发生的严重影响网络与信息系统正常运行,造成系统中断、系统破坏、数据破坏或信息被窃取、泄露,以及网上发布违背宪法原则、危害国家安全,损害国家利益、破坏民族团结、宣扬邪教、宣扬迷信暴力、违背社会公德、散布谣言、侮辱诽谤他人等的违法和不良信息,对国家安全、政治外交、社会稳定或公众利益等方面造成不良影响以及一定程度经济损失的重大网络与安全事件。

4. 工作原则

(1)统一领导,协同配合。信息安全突发事件应急工作由安全管理小组负责人统一领导和协调,相关科室按照"统一领导、综合协调、分级管理、各司其职"的原则协同配合,具体实施。

(2)明确责任,依法规范。各科室按照"本科管理、分级响应、及时发现、及时报告、及时控制"的要求,依法对信息安全突发事件进行防范、监测、预警、报告、响应、协调和控制。按照"谁主管、谁负责,谁使用、谁负责"的原则,实行责任分工制和责任追究制。

(3)防范为主,加强监控。宣传普及信息安全防范知识,牢固树立"预防为主、常抓不懈"的意识,经常性地做好应对信息安全突发事件的思想准备、预案准备、机制准备和工作准备,提高防范意识以及基础网络和重要信息系统的信息安全综合保障水平。加强对信息安全隐患的日常监测,发现和防范重大信息安全突发性事件,一旦事件发生及时采取有效的控制措施,迅速控制事件影响范围,力争将损失降到最低程度。

二、组织机构

1. 应急指挥机构

信息安全应急指挥领导小组

职责:负责建立健全协调机制和信息通报机制,制订相应的应急处理工作流程,明确各科室在应急协调工作中的任务和责任。

2. 工作机构

(1)网络信息中心职责:负责网络及信息安全应急支援中心建设;负责推动相关网络与信息安全建设,组织网络信息安全应急响应队伍与异地容灾备份系统建设;负责单机划价查询的更新;负责判断是否需要启动应急预案以及应急预案启动的级别、范围,并向信息安全应急指挥领导小组请示汇报启动相应程序;负责通知医务处、护理部、财务部等科室,启动相应配套预案。

(2)医务处职责:负责启动医院医疗护理诊疗网络应急预案,以及应急预案启动后临床、医技科室的医疗协调、解释工作。

(3)护理部职责:负责启动医院医疗护理诊疗网络应急预案,以及应急预案启动后临床、医技科室的护理协调、解释工作。

(4)财务部职责:负责启动医院应急门诊收费预案及医院应急住院预案;

对网络与信息安全应急工作所需的相关经费给予充分保障，并负责核查应急预案结束后收费资金的核对。

（5）门诊收费处职责：负责启动应急预案后的门诊病人交费解释、收费工作安排等。

（6）出院结账处职责：负责启动应急预案后的住院病人交费解释、收费工作安排等。

（7）门诊部职责：负责启动应急预案后的门诊病人解释、门诊工作安排等。

（8）药房、药库职责：负责启动应急预案后的病人取药解释、本部门工作安排等。

（9）临检中心职责：负责启动应急预案后的化验病人解释、本部门工作安排等。

（10）各医技科室职责：负责启动应急预案后报告单应急处理及解释工作、本部门工作安排等。

（11）急诊职责：负责启动应急预案后急诊病人解释、急救工作安排等。

（12）其余各职能部门均有启动应急预案后本部门应急处理及解释说服的责任。

三、预防预警

1. 风险点及故障分析

（1）网络风险点

主交换故障：将会导致全院网络瘫痪。

二级交换故障：将会导致连接在该交换机上的客户端无法正常使用。

外联线路故障：将会导致使用该线路的业务中断。

（2）服务器风险点

主服务器故障：将导致全院信息系统无法使用。

机架式服务器故障：将导致部署在该服务器上的业务无法正常提供服务。

（3）客户端风险点

终端电脑故障：将导致该客户端无法正常使用。

（4）病毒风险点

因计算机病毒造成多台终端无法使用，甚至导致服务器、网络瘫痪。

2. 监控及预警信息报送、响应

（1）网络风险点监测方式及预警信息报告

① 主交换故障：使用游龙网管软件监测，对主交换的运行状况定期扫描，并对扫描信息进行查看，如发现运行故障，立即向网络信息中心主任汇报，并

上报信息安全应急指挥领导小组,及时联系集成工程师解决故障。在此期间,应启动安全应急预案。

②二级交换故障:由连接在该交换机上的客户端使用部门负责报告故障。发现故障后,立即联系网络信息中心,网络信息中心技术人员及时到达现场进行处理。处理完毕后向主任汇报故障情况及处理方法,并对该交换机进行评估,确定是否需要更换。

③外联线路故障:由使用该外联线路业务的部门负责报告故障。发现故障后,立即联系网络信息中心,网络信息中心技术人员测试网络后联系网络运营商或服务提供方。

(2)服务器风险点监测方式及预警信息报告

①主服务器故障:每日观察服务器运行情况,并使用游龙(SiteView)网管软件监测使用情况。如发现运行故障,立即向网络信息中心主任汇报,并上报信息安全应急指挥领导小组,及时联系集成工程师排除故障。在此期间,应启动安全应急预案。

②机架式服务器故障:每日观察服务器运行情况,并使用游龙(Site-View)网管软件监测使用情况。如发现运行故障,立即向网络信息中心主任汇报,并立即对该服务器进行修复,如有需要,联系集成工程师排除故障。

(3)客户端风险点监测方式及预警信息报告

终端电脑故障:由该终端使用者负责报告故障。发现故障后,立即联系网络信息中心,网络信息中心技术人员及时对该终端进行处理。

(4)病毒风险点监测方式及预警信息报告

在网络内发现病毒后,网络信息中心技术人员需立即查明病毒品种、危害性等,并查找病毒源头,及时对中毒终端查杀病毒,并在处理完毕后向网络信息中心主任汇报情况,分析病毒发作原因,及时控制病毒扩散范围。如遇高危病毒扩散导致服务器、网络瘫痪,应及时向网络信息中心主任汇报,并上报信息安全应急指挥领导小组,根据病毒发作情况决定是否联系集成工程师配合处理。在服务器、网络瘫痪期间,应启动安全应急预案。

四、应急响应

1. 信息报告

在发生网络与信息安全事件时,各部门应立即报告网络信息中心。网络信息中心对事件做出判断评级,确定是否需上报应急指挥领导小组、启动应急预案,并与相关的产品技术支持单位联系,获得必要的技术支持。

2. 先期处置

在发生网络与信息安全事件时,事发部门应立即上报网络信息中心,网络信息中心根据事发部门描述迅速处置,并按预警等级启动相关应急预案,及时控制事态发展。

3. 应急处置

预警等级按照事件的严重性、紧急程度及对社会影响的大小,分为以下五级:

(1) 1级:本级网络与信息安全事件对计算机系统或网络系统承载的业务以及医院的利益基本不影响或损害极小;影响范围在几个特定用户之间,影响时间在1小时以内。

(2) 2级:本级网络与信息安全事件对计算机系统或网络系统承载的业务以及医院的利益有一定的影响或破坏,对社会秩序、公共利益产生一定危害;影响范围在几个楼层内,影响时间在1小时以内。

(3) 3级:本级网络与信息安全事件对计算机系统或网络系统承载的业务以及医院的利益有较为严重的影响或破坏,对社会秩序、公共利益产生较大危害;影响范围在一座楼宇以上,影响时间在1小时以上。

(4) 4级:本级网络与信息安全事件对计算机系统或网络系统承载的业务、医院的利益以及社会公共利益可能严重的影响或破坏,对社会秩序、公共利益产生严重危害;影响范围在2座楼宇以上,影响时间在2小时以上。

(5) 5级:本级网络与信息安全事件对计算机系统或网络系统承载的业务、医院的利益以及社会公共利益可能造成灾难的影响或破坏,对社会秩序、公共利益产生特别严重的危害;影响范围为医院全部楼宇或影响时间在1天以上。

(6) 当发生3级和3级以上的网络与信息安全事件时,启动本预案及相关配套专项预案。

当发生2级和2级以下的网络与信息安全事件时,由网络信息中心负责通知相关部门做好病患解释工作。

4. 应急结束

对于2级和2级以下的网络与信息安全事件,应急结束的判断标准为信息系统和业务恢复正常,由该事件衍生的其他事件已经消失,安全隐患已经消除。

对于3级和3级以上的网络与信息安全事件,应急处置工作结束,或相关危险因素消除后,应急结束。

五、后期处置

1. 恢复与重建

恢复重建工作由网络信息中心负责。网络信息中心和相关职能部门在对可利用的资源进行评估后,制订重建和恢复生产的计划,迅速采取各种有效措施,恢复网络与信息系统的正常运行。

2. 总结评估

系统恢复运行后,应急响应小组应对事件造成的损失、事件处理流程及应急预案进行评估,对响应流程和应急预案提出修改意见,总结事件处理经验和教训,撰写事件处理报告,同时确定是否需要上报该事件及其处理过程,需上报的应及时准备相关材料,上报相关部门。

HIS 系统应急预案

一、事件分级

根据可能产生的后果、风险及对医院影响的严重性,用打分的形式来量化风险等级。

表 10－1　事件分级及评估标准

影响级别	恢复时间	影响性质	评估标准
Ⅰ	6 小时以上	灾难性	造成全院系统崩溃、数据丢失等灾难性的影响
Ⅱ	2～6 小时	较严重	严重影响病人正常就医,造成病人或医务人员极大不便
Ⅲ	0.5～2 小时	严重	对医院正常工作和病人就医有一定影响,但损失不大
Ⅳ	0.5 小时以内	可承受	受影响程度很小,可以接受

二、处理预案

1. 主服务器、主交换机(责任部门:信息中心)

(1) 应急准备:在备用服务器上安装与主服务器相同的运行环境,双机热备。主交换机双机热备。定期升级防病毒软件病毒库。准备备用交换机。每日检查服务器、UPS 运行使用情况。

(2) 应急计划:根据具体发生的情况,采取以下措施。

供电故障:主服务器采用双电源,并采用不同线路,以保障供电安全。

服务器硬件故障:启用备用服务器,关闭需大量查询统计的业务,保证关键业务(门急诊挂号收费、药房发药、住院结算、病区医生工作站、病区护士工作站、病区药房、门诊医生工作站)的正常运行。

计算机病毒引起系统崩溃：查杀每个工作站病毒，启用备用服务器，关闭需大量查询统计的业务，保证关键业务的正常运行。

主交换机故障：启用备用交换机，保证关键业务。

2. 数据安全（责任部门：信息中心）

（1）应急准备：每周数据库全备份 3 次，其余时间做增量备份。主磁盘阵列与备用磁盘阵列之间实时同步备份。

（2）应急计划：根据可能出现的情况，采取以下措施。

磁盘阵列硬盘故障：有热备盘可以顶替坏硬盘工作，及时联系硬件服务商提供备件，热插拔更换硬盘。

整个磁盘阵列故障：使用备用磁盘阵列顶替，保证关键业务，并及时联系硬件服务商，修复或更换磁盘阵列。

数据丢失：从数据库备份中恢复最近的备份数据，如仍有丢失数据，则组织人员补充数据恢复点至当前时段的丢失数据。

3. 启动预案时各部门工作流程

（1）Ⅳ级故障处理预案

如果信息中心在排查故障后认为能在半小时内恢复系统正常工作，可以先暂停系统工作：门诊、住院部暂停信息系统工作，待故障排除后立即恢复正常工作。此时，门诊、住院窗口工作人员耐心向病人解释说明情况，服务台负责人组织大厅保安及服务台工作人员维护好窗口病人排队秩序，劝慰病人耐心等候。

（2）Ⅰ、Ⅱ、Ⅲ级故障处理预案

信息中心：启动单机划价服务器，通知收费处使用单机划价。

门诊收费：向财务部领取手工发票，两人一组，一人划价，一人收费。自费病人仍然按照原结算方式结算；参保病人按照自费结算，然后去医保中心报销或者等系统恢复后换电脑发票。

门诊医生工作站：开立手工处方。

门诊药房：按手工处方发放药品。

出院结账处：自费病人开具手工发票；医保病人留下通信方式，先出院暂不结算，等系统恢复后进行结算。

医技窗口：不进行电脑确认，核对手工发票。

住院医生工作站、护士工作站：开立手工医嘱，按照手工医嘱先至药房借药，等系统恢复后补录医嘱。做好住院患者和预出院患者的解释工作。

病区药房：根据护士站的借药单进行摆药，并做好登记，系统恢复后补录。

财务部：准备好手工发票以备Ⅲ级及以上故障使用。

4. 具体协调工作

（1）转入手工工作的统一时间由院长办公室请示院长同意后执行，相关部门严格按照通知时间协调工作，在未接到新的指示前不准私自操作电脑。

（2）门诊挂号工作协调：由门诊部护士长负责，如手工挂号的开始、结束时间。

（3）门诊收费工作协调：由收费处主任负责总体协调，并与信息中心保持联系，及时反馈沟通最新消息；建立手工发票使用登记本，在系统恢复后组织收费员逐步转入电脑收费。

（4）门诊服务台工作协调：联合保卫处维持大厅秩序，处理特殊病人事件。

（5）出院结算工作协调：由出院结账处主任负责总体协调，如办理先出院后结算的病人，要做好详细登记。

（6）临床工作系统协调：临床工作协调由医务处、护理部共同协调；网络故障期间临床科室详细记录患者的所有执行情况，详细填写每个病人的药品请领单（一式两份，一份科室留存以便补录医嘱，一份给病区药房）。

三、后期处置

系统恢复运行后，各部门把相关手工数据及时录入系统中，并仔细核对，帮助病人更换手工票据等。

LIS 系统应急预案

一、日常准备工作

定期自动备份数据库，确定备份是否成功、是否完整，定期检查备份空间、系统日志，配置 UPS。

二、应急处理

1. 网络故障

（1）网络工程师立即排查网络故障，查看主交换机并及时解决，一小时内无法解决的应立即上报，通知门急诊、检验科及各病区，并启用备用交换机。

（2）门急诊及住院医生在开立检验医嘱时改手工申请单，门急诊抽血室、住院护士根据手工申请单抽血，并在抽血管子上做好标识。

（3）检验科所有仪器独立工作；报告单改手工抄写，待网络正常后再做补录。

2. 服务器故障

（1）服务器工程师立即排查故障原因并及时解决，一小时内无法解决的应立即上报，通知门急诊、检验科及各病区，并启用备用服务器。

（2）门急诊及住院医生在开立检验医嘱时改手工申请单，门急诊抽血室，住院护士根据手工申请单抽血，并在抽血管子上做好标识。

（3）检验科所有仪器独立工作；报告单改手工抄写，待服务器恢复正常后再做补录。

（4）如需重装服务器，要先将重要数据进行备份，同时联系检验科信息系统（LIS）工程师看能否在 24 小时内赶到现场，若不能则必须确保有工程师在最短的时间内上网远程配合服务器重装以及恢复已备份的数据。

3. 系统升级

系统升级前要先将原系统进行备份，在系统备份期间，所有工作站 LIS 系统都无法使用，要及时告知门急诊、检验科及各病区大概要花多长时间。

三、后期处置

系统恢复运行后，相关科室把手工数据及时录入系统，并仔细核对。

PACS 系统应急预案

一、日常准备工作

定期自动备份数据库，确认备份是否成功、是否完整，定期检查备份空间、系统日志，定期检查图像存储空间、归档空间以及离线备份情况，配置 UPS。

二、应急处理

1. 网络故障

（1）网络工程师立即排查网络故障，查看相关交换机并及时解决，一小时内无法解决的应立即上报。

（2）放射科、B超室等个人接入通信系统（PACS）使用科室在接到网络故障通知时改成仪器单机操作，报告单改手工书写。

（3）门诊、住院所有医生、护士工作站的电脑都暂时无法查询病人 PACS 报告，改阅手工报告。

2. 服务器故障

（1）服务器工程师立即排查故障原因并及时解决，一小时内无法解决的应立即启用备用服务器并上报,通知各病区及放射科、B超等科室故障升级。

（2）放射科、B超室等PACS使用科室接到服务器故障通知后暂时改成仪器单机操作并保存图像,报告单改为手工书写,启用备用服务器后上传图像并补录报告,然后正常工作。

（3）服务器故障处理好后,要将备用服务器上所有临时保存的图像报告通过文件传输协议（FTP）上传到原服务器上,以确保医生、护士工作站可正常查询。

3. 系统升级

PACS系统的升级使用更新服务器自动更新,无法自动更新的电脑进行单台手工更新。

三、后期处置

系统恢复运行后,相关科室把手工数据及时录入系统,并仔细核对。

电子病历系统应急预案

一、日常准备工作

1. 定期备份归档,在确认服务运行正常后,制订备份计划,指定备份类型,并指定备份归档时间为网络最空闲时。在自动执行计划后,应确认备份归档是否完整,是否有错误。

2. 查看备份归档时间是否符合备份规定,文件是否完整,存放是否规整。

3. 空间是否充足,如空间紧张,应提前采取措施。

二、应急处理

1. 出现故障时及时通知各使用科室停止使用系统,暂用手写代替。

2. 信息中心及时查找故障,处理问题,具体分析如下:

（1）网络故障:由网络人员对现有的故障网络进行恢复处理。

（2）客户端故障:由系统管理人员重新安装电子病历程序,查看本机的各项设置是否正确。

（3）服务器故障,具体分析如下:

升级故障:首先取消升级,分析失败原因并排除后再次升级。

软件故障:查看电子病历服务是否正常,排除问题后重启服务。

硬件故障:启用应急服务器,替换正式服务器的故障硬件后再启用正式服务器。

三、后期处置

系统恢复运行后,相关科室把手工数据及时录入系统,并仔细核对。

其他信息系统应急预案

为进一步加强医院网络和信息系统安全管理工作,科学应对医院中除HIS、LIS、EMR、PACS 外的其余信息系统突发事件,建立健全信息安全应急响应机制,有效预防、及时控制和最大限度地消除其余各类突发事件的危害和影响,特制订本应急预案。

一、总则

1. 基本原则:明确责任,分级负责。按照"谁主管谁负责"的原则,建立和完善责任制度、协调管理机制和联动工作机制。根据部门职能,各司其职,落实到人,加强部门间的协调与配合,形成合力,共同履行应急处置工作的管理职责。

2. 使用范围:本预案适用于医院除 HIS、LIS、EMR、PACS 外的各信息系统故障的应急响应工作。

二、日常准备工作

1. 数据备份:备份应定期,在确认服务运行正常后,制订备份计划,指定备份类型,并指定备份时间为网络最空闲时。在自动执行计划后,应确认备份是否完整、是否有错误。各系统负责人员应不定期或定期检查备份,查看备份时间是否符合备份规定,备份文件是否完整,存放是否规整,以及备份空间是否充足,如空间紧张,应提前采取措施。

2. 设备备用:如有硬件设备属于易耗品,需准备充足的备用资源。

3. 电源备用:配置 UPS。

三、应急处理

信息管理人员在监控过程中发现或收到其他部门反馈不能正常使用相关应用系统时,相关软硬件的技术人员应立即行动,初步查明原因(电力、服务器、存储、网络、应用系统软件等),并向科室、部门相关领导汇报。部门领导在听取情况汇报后,根据事件的范围、影响和紧急程度启动相应的专题预案。如果没有相应的专题预案,要根据情况迅速采取措施,抑制事件的扩散,并及时查明原因,尽快恢复系统运行。信息管理人员应尽快通过 OA 系统、电话、短信平台等方式向各科室发布信息系统出现故障后的应急安排,尽力减小其对医院正常业务的影响。信息管理人员应进一步查明故障原因,根据事件的范围、影响程度,采取应急措施,尽快恢复系统运行。信息管理人员在对系统完成修复并测试成功的基础上,应及时进行系统的启用,同时通过 OA 系统、电话等向各部门发布系统恢复公告。

四、事件分类

按照各种突发紧急事件的影响范围,将信息系统事件分成全局事件(电力、网络、软硬件等故障导致全院信息系统无法正常工作)和局部事件(单个应用系统无法正常工作)。

五、全局事件处理

1. 因外部电力中断、UPS 故障等导致的信息系统大面积停电事件的处理流程:机房管理人员初步检查故障情况及原因,联系供电单位及时维修,获取恢复时间,及时向有关领导汇报情况,听取指示。通知相关业务部门做好应急工作,启动专题应急预案,尽快恢复供电,恢复系统正常运行。

2. 网络线路或网络设备故障导致的内外网中断故障的处理流程:发生网络中断故障时,检查交换机、路由器、防火墙运行情况有无异常,检查接入光纤及光纤收发器运行情况有无异常,检查各设备之间线路连接是否正常,联系网络服务供应商,及时报修联系厂家工程师远程协助网络故障排除,启动网络故障应急预案。

3. 服务器或其他机房设备发生软硬件故障的处理流程:系统管理人员立即到达事故现场,观察故障现象(操作系统情况、日志信息、硬件报警信息等),如果问题简单,则尝试恢复;如果不能自行恢复,则进行电话报修,向厂家描述故障情况等信息,请求厂家现场技术支持。确定向厂家报修的受理回复情况,以及厂家工程师和故障备件到场时间。系统管理有关人员做好相关系统和数据备份及安全关机准备。如果设备故障不能及时修复,应向各级相关领导汇报,并采取相应措施。

六、局部事件处理

如遇单个系统出现故障,故障系统的管理人员应立即到达机房,检查服务器运转是否正常,初步分析故障原因,及时向领导汇报。如果问题简单,则尝试恢复,判断恢复时间,及时与临床使用科室沟通,制订并执行临时处理方案,保证医疗业务不间断。如问题复杂不能及时解决,需及时联系厂家工程师,共同协商解决。

第十一章 医院信息化建设的规划与原则

一、背景

信息技术已日益成为提高医院科学管理水平、医疗服务质量和医疗工作效率的有力手段,加快信息化建设是深化医院改革、促进医院发展的必然要求。我国医院信息化建设自 20 世纪末开始逐渐推行,大致经过局域网、信息系统和远程医疗等阶段。目前,我国医疗卫生事业正处于快速发展的时期,国家对医疗卫生事业的改革力度不断加大。随着医疗卫生事业地位的提高,医院信息化得以快速发展。但是,当前我国医院信息化在资金投入、标准化管理、发展阶段等方面都存在着明显的不足。

二、医院信息系统的特点

医院信息系统是迄今世界上现存的企业级管理信息系统中最复杂的一类,这是由医院本身的目标、任务和性质决定的。它不仅要同其他管理信息系统一样追踪处理伴随业务流、人流、财流、物流所产生的管理信息,从而提高整个医院的运作效率,而且还要支持以病人临床医疗信息为中心的整个医疗、科学、科研活动。

广义地说,医院管理信息系统是管理系统在医院环境的具体应用。因此,它必定具有以下与其他管理信息系统(MIS)共有的特性:

(1) 以数据库为核心,以网络为技术支撑环境,具有一定规模的计算机化的系统。

(2) 以业务为主线,以提高工作质量、效率和辅助决策为主要目的,从而提高综合管理水平,反映业务全貌,增强竞争能力,以获得更好的社会、经济效益。

(3) 在系统内部按一定原则划分若干个子系统(也可能在子系统之上加一层分系统),各子系统、分系统之间互有接口,可有效地进行信息交换,实现信息资源共享。

(4) 处理的对象既有结构化数据,也有半结构化数据或非结构化数据。有些数据及结构会较多地受到人工干预和社会因素的影响,这些影响既有静态的,也有动态的。

(5) 开发难度大,技术复杂,开发周期较长。

（6）具有完善的系统管理、监督、运行保障体系，以及相应的规章制度和系统安全措施。

但是，医院信息系统还有许多不同于一般 MIS 的独有特点，这些特点往往给 HIS 的设计与实现带来更大的难度、更多的复杂性。

（1）需要迅速的响应和联机事务处理能力。当一个急诊病人入院抢救时，迅速、及时、准确地获得他的既往病史和医疗记录的重要性是显而易见的；当就诊高峰时间，门诊大厅中拥挤着成百上千名患者和家属，焦急地排队等待挂号、划价、交款、取药时，系统对 OLTP 的要求可以说不亚于任何银行窗口业务系统、机票预订和销售系统。

（2）医疗信息的复杂性。病人信息是以多种数据类型表达出来的，不仅需要文字和数据，而且经常需要图形、图表和影像等。

（3）信息的安全、保密性要求高。病人的医疗记录是一种具有法律效力的文件，有很高的不可篡改性等要求，它不仅在医疗纠纷案件中，而且在许多其他法律程序中均发挥重要作用。有关医院人事的、财务的，乃至病人的医疗信息均有严格的保密性要求。

（4）数据量大。任何一个病人的医疗记录都是一个不断增长着的，图文并茂的，数据量很大的文档，而一个大型综合性医疗拥有上百万份病人的病案是很常见的。

（5）缺乏医疗信息处理的标准。这是另一个突出导致医院信息系统开发复杂性的因素。目前医学界极少医学信息表达、医院管理模式与信息系统模式的标准与规范，计算机专业人员在开发医院信息系统的过程中要花费极大精力去处理自己并不熟悉的领域的信息标准化问题，甚至要参与制订一些医院管理的模式与算法。

（6）医学知识表达的规范化。如何把医学知识翻译成一种适合计算机表达的语言形式是一个世界性的难题。真正的电子病历的实现有待于这一问题的解决。

（7）医院的总体目标、体制、组织机构、管理办法、信息流模式的不确定性，为分析、设计与实现 HIS 增加了困难。众所周知，我国目前正处在一个改革、开放的大变革时期，医院的性质、体制、制度及管理的理念、方法与手段都在变，这种流程与功能上的易变性大大增加了设计 HIS 的难度。

（8）高水平的信息共享需求。一个医生对医学知识（例如某种新药的用法与用量、使用禁忌，某一种特殊病例的文献描述与结论等）、病人（无论是在院病人还是若干年前已死亡的病人）医疗记录的需求可能发生在他所进行的全部医、教、研的活动中，可能发生在任何地点。而一个住院病人的住院记录摘要（病案首页内容）也可能被全院各有关临床科室、医技科室、行政管理部门所需要。因此,信息的共享性设计、信息传输的速度与安全性、网络的可靠性等是 HIS 必须保证的。

(9)医护、管理人员的心理行为。医院信息系统的成功依赖医院医护人员、管理人员的参与。医护人员及管理人员对应用计算机的心理、行为障碍,往往会导致一个系统失败。在中国,普遍的教育背景偏弱、计算机的普及程度偏低以及汉字录入的困难,使得终端用户对使用计算机有着更加普遍和强烈的抵制态度,这就要求系统的设计者将更大的精力投入人机友善性的设计、更快捷的汉字信息的录入等。这当然增加了系统的开销与复杂程度。

上述医院环境的独特性,使得信息系统在医院的实现具有其特殊的功能要求:

(1)要有一个大规模、高效率的数据库管理系统的支持。

(2)要有很强的 OLTP 支持能力。

(3)典型的 7 天 24 小时不间断系统,要求绝对安全、可靠。

(4)易学易用的友善的人机界面。

(5)可剪裁性和可伸缩性,能适应不同医院的发展计划需求。

(6)开放性与可移植性,能适应不同的硬软件平台。

(7)模块化结构,可扩充性。

三、医院信息化建设的基本原则

按照医院信息化建设的指导思想,医院信息化建设应遵循以下基本原则。

(1)保证整体协调和可持续发展。医院信息化建设是医院整体建设与发展的一部分,必须适应医院的整体建设和长远发展。信息化建设本身又是一个庞大复杂的系统工程,建设周期较长。各阶段各项目方案的制订和具体实施必须充分考虑其整体适应性和是否便于长远发展,以免对系统整体建设和长远发展带来不利影响,对医院造成不必要的经济损失。

(2)基础设施尤其是网络建设要超前,新技术、新应用的采用要切合实际。计算机网络的机房、网络布线是信息化建设重要的基础设施,机房是一次性定位的设施,网络布线也属于一次性到位工程,故机房的定位、网络布线一定要充分考虑未来的发展,留足空间、留足余地。不然,达到一定时期,两者将成为阻碍信息系统继续发展的因素,给医院的建设和经济带来损失。当今,信息化技术发展非常迅速,各种先进的技术、新的应用不断涌现,医疗卫生领域信息化技术的应用也不例外,但医院在采用信息化的新技术、新应用时一定要结合医院实际情况,并充分考虑其社会基础,不能盲目地追赶新技术、新应用。

(3)突出重点,分步实施。医院信息化建设是一项长期艰巨的任务,许多内容不可能一步到位,所以必须坚持分步实施的原则,同时必须跟随医院建设发展的步伐,确定医院信息化建设发展的顺序,抓住突出各段时间内系统建设的重点,促使医院信息化建设有序地、高质量高水平地向前发展。

(4) 坚持标准化先行。在医院信息化每个环节的系统实施前,必须先完成管理流程的标准化、信息编码的标准化、基础数据的标准化,确定好系统的接口标准。

(5) 高度重视软件的地位和作用,融先进的管理思想于软件当中。信息化建设能否提高医院的管理水平,关键在于软件的好坏,在于软件蕴含的管理方式、管理思想是否先进合理。因此,一定要高度重视软件的地位和作用,高度重视软件的资金投入、考察挑选,要从工作流程、管理思想的角度去分析考察软件。每个医院都有自己的特殊情况,管理模式不可能完全一样,因此即使是市场反应最好的 HIS 也不会对各医院都完全适合,就算一时适合,也不能保证长期满足医院的管理要求,因为医院会变化、会发展,管理模式、管理方法也会跟着发生变化。购买、引进的软件在试运行期间,操作人员尤其是各管理部门的负责人要迅速全面彻底地去研究了解软件的所有功能及工作流程,接受软件中好的管理方法和思想,结合医院的实际情况,对软件提出改进意见,把适合于医院的好的管理方法和思想融入软件当中,尽快尽好地完成软件客户化的过程,并能在以后的应用当中根据医院的发展变化对软件修改提出建设性的意见,不断完善软件的功能,通过软件实现的自己的管理方法和思想。只有这样才能通过信息化这一途径使医院管理水平真正得到提高。

(6) 切实保证系统安全与稳定。医院工作的性质要求医院信息系统一年 365 天、天天 24 小时连续不间断地运行。一旦系统发生故障就会造成整个医院业务工作的中断甚至瘫痪,给医院造成重大经济损失。因此医院信息化系统的建设必须切实保证和落实系统的各项安全保护措施,确保系统运行中的安全与稳定。

四、医院信息系统规划设计的原则

医院是一所集医疗、教学、科研为一体的现代化综合性机构。建立医院信息系统是一项庞大的系统工程,设计或策略实施不当会导致系统的失败,而其成功的关键因素不在于计算机技术本身,而在于整个系统工程原则的确定与实践中的坚持。下面是 HIS 设计过程中应注意的几项原则。

1. 系统设计原则

(1) 实用性原则:系统要力求最大限度地满足实际工作的需要,充分考虑各业务层次、各管理环节数据处理的实用性,把满足用户生产和业务管理作为第一要素进行考虑。用户接口和操作界面设计尽可能考虑人体结构特征及视觉特征,界面力求美观大方,操作力求简便实用。

(2)先进性原则:在技术上采用业界先进、成熟的软件开发技术,面向对象的设计方法,可视化的、面向对象的开发工具;支持互联网/内联网(Internet/Intranet)网络环境下的分布式应用;客户/中间体/服务器(client/middleware/server)体系结构与浏览器/服务器(browser/server)体系结构相结合的最先进的网络计算模式。分布式计算采用公共对象请求代理体系结构(CORBA)标准,应用系统采用面向服务技术架构(service-oriented architecture,SOA)的分析与设计方法,遵循统一性、抽象性、符合性及业务驱动、可迭代的设计原则完成项目的分析、设计和开发。

(3)可扩展性和可维护性原则:为适应将来的发展,HIS系统应具有良好的可扩展性和可维护性。软件设计尽可能模块化、组件化,并提供配置模块和客户化工具,使应用系统可灵活配置,以适应不同的情况。数据库的设计尽可能考虑到将来的需要。

(4)安全、可靠性原则:应用软件与数据库系统的设计要做到安全可靠,防止非法用户的入侵。采用多级认证(系统级认证、模块认证、数据库认证和表级认证)措施及用户密码的加密技术以防止用户口令被破解。数据库的备份策略恰当,使灾难发生时能快速从灾难中恢复。系统设计应从网络安全、数据安全、身份认证、访问控制、数据加密、数据备份、应用安全等方面进行安全性设计,保障系统本身及应急数据保密性要求。

(5)标准化原则:软件设计严格执行国家有关软件工程的标准,保证系统质量,提供完整、准确、详细的开发文档,为用户的二次开发提供源程序;应用设计符合国际、国家、医疗卫生行业有关标准、规范和医院自身的发展规划。

系统设计和实现中执行标准是关系到整个系统开放性的大问题,很难设想一个不遵守、不支持现行标准的系统可以得到大范围的推广和应用。应使其可以与信息系统的其他产品相连接,可以得到用户的信任与欢迎,可以有很长的生命力。

系统采用分类编码标准的原则是:凡有国家分类标准的一律采用国家标准;无国家标准的,则采用卫健委或有关司局制定的标准,包括卫健委医院管理研究所制定的一些临床分类标准;凡国内无标准而国际上有标准或发达国家有成熟标准的,采用该标准;如果只能采用医院分类标准,则一律采用用户自定义分类代码的方法。

2. 输入/输出设计原则

(1)方便快捷原则:医院信息管理系统,尤其是窗口(如挂号、收费、发药等窗口)业务处理系统对时间的要求相当高,因此,输入、输出以方便快捷为第一要求：既要支持鼠标操作，又要支持纯键盘操作；输入项目的定位要灵活、快捷；要能智能地识别中英文输入，减少输入法的切换。

（2）多样化原则：支持条形码和 IC 卡等多种规范的信息输入方式。

3．用户界面的友善性设计原则

（1）图形化：用户界面的设计应是 Windows 规范的图形用户界面（GUI），做到美观大方。

（2）条理化：用户界面应当直观、明了、条理清晰。

（3）一致性：用户界面设计要有一致性。

（4）其他：良好的汉字录入方式，以解决系统汉字录入瓶颈问题；联机帮助文档；详细、易懂、高质量的用户手册；可视化设计；模板；灵活、方便的查询功能。

4．数据库设计原则

（1）一致性原则：对信息进行统一、系统的分析和设计，协调好各数据源，做到"数出一门"、算法统一、度量统一，保证系统数据的一致性和有效性。

（2）完整性原则：数据库的完整性包括数据的正确性和相容性。要防止合法用户使用数据库时向数据库加入不合语义的数据。对输入到数据库中的数据要有审核和约束机制。

（3）安全性原则：数据库的安全性是指保护数据，防止非法用户使用数据库或合法用户非法使用数据库造成数据泄露、更改或破坏。数据库要有认证和授权机制。

（4）通用性、灵活性与可伸缩性原则：设计数据库结构时应充分考虑发展和移植的需要，具有良好的扩展性、伸缩性和适度的冗余。

通用性、灵活与可伸缩性的要求表现在两个方面：① 该系统应能适用于各种类型的医院，这是空间上的适应性。② 该系统应该能适应同一医院不同时期的需要，即随着医院信息处理范围的扩大与水平的提高，能不断地启用或增加新的功能，而不是放弃已有的系统。特别是在目前改革开放环境下设计与实现的系统必须时时准备适应新的管理模式，这是时间上的适应性。为此，系统的设计要注意以下三个原则：面对一个抽象的医院管理模型设计；工作环境设置参数化；功能可裁剪、组合。

（5）规范化：数据库的设计应遵循规范化理论，规范化程度过低的管理系统可能会存在插入、删除异常、修改复杂、数据冗余等问题。解决的办法就是对关系模式进行分解或合并（规范化），将它转换成高级范式。规范化一共有六个级别：第一范式（1NF）、第二范式（2NF）、第三范式（3NF）、巴斯范式（BC-NF）、第四范式（4NF）、第五范式（5NF）。但也应当注意到，并不是规范化程度越高的关系就越好。当一个应用的查询经常涉及两个或多个关系模式的属性时,系统就必须经常进行连接运算,而连接运算的代价是相当高的。所以,在具体应用时,到底规范化进行到什么程度需要权衡利弊。一般而言,做到 3NF 就足够了。

5. 子系统的划分与逻辑关系原则

(1)系统的总体目标的实现是我们选择子系统设计应有功能的基本出发点。

(2)追踪信息流。子系统的选择应该包括从信息发生源数据采集到加工处理直至满足最高层管理需要的全过程。必须坚持实现信息发生地一次性的数据录入。

(3)要符合系统开发适度的原则。过大的系统规模,投资大,环境复杂,开发工作难以控制,其效果不如实用性强、规模适中的系统。

(4)子系统的划分要遵循高内聚、低耦合的原则。即尽量保持每个子系统的相对独立性。每个子系统内部的各功能与模块之间应该有着密切的逻辑联系,可以互相调用和传递参数。而各子系统之间则是关联性越弱越好,只能容许其保持共享数据库数据的关系。只有严格遵照此项原则划分和设计的子系统才能实现子系统级的功能裁剪与组合。

(5)子系统的划分要尽量不打破现有的组织体制,要尽量照顾手工处理时的组织形态。

(6)子系统的划分要便于 HIS 的分阶段开发和实现,便于系统的剪裁与组合,要为今后包括病人医疗信息管理在内的完整的 HIS 的开发工作打下基础。

6. 支持实时联机事务处理(OLTP)业务的原则

医院信息系统以支持大量联机事务处理为显著特点,有些需求富有挑战性,例如门诊收费系统每天要应付高达数千人次的划价,高峰期间 1 小时要应付超过 1 000 人次的收费业务;住院病人医嘱管理系统则可能有多达数十台机器同时操作同一组数据库表,最繁忙的 1 小时内对数据库表进行的操作,如插入、修改、删除等可能产生超过数万条记录。系统所拥有的有限服务资源如何满足用户实际的实时性需求,是一个严重的问题。策略是:① 合理选择应用平台;② 数据库表的设计容许少量的冗余;③ 合理分配前后台作业;④ 避免死锁;⑤ 切碎大作业;⑥ 尽量安排后台定时批作业;⑦ 合理利用索引。

五、医院信息系统建设中应该注意的问题

随着计算机技术的提高,硬件价格的下降,全球性信息高速公路的兴建,医院计算机网络系统的建设已势在必行。但是,从全国现有已完全投入使用的医院信息系统情况看,较完整的和先进的系统较少,大多为处于部分网络化和部分手工化的低水平、小规模、浅层次的应用,还仅限于信息的输入、统计阶段,并未上升到信息分析阶段。目前,全国各大医院都非常重视信息系统的建设,正在(或准备)投入资金建设新系统或改造原有的旧系统。由于计算机系统的建设有别于购买一项医疗设备或建造一栋大楼,它是计算机软、硬件系统与医院管理体系有机结合的一项不断改进的长期工程,所以,对于此系统的建设规划应谨慎,要考虑到时代发展和医院实际情况两方面的需要。

1. 全面规划,分步实施

系统规模的大小是一个值得探讨的问题。大则可以包罗医院信息处理的各个部门、各个环节、各种类型的信息(如病人的财务信息和医院信息,医院职工的财务信息、人事信息和业务信息,医院管理的各类综合信息,各部门的部门管理信息等),同时信息的载体可有文字、数字、图像或语音等;小则可仅限于某几个部门,解决一两个实际管理问题。大而全的规划往往导致浪费和失败。

系统规划既要与医院实际相结合,也要与时代发展步伐相吻合。医院实际包括:门诊量、住院床位数、医院等级、是否是教学医院、经费、计算机技术人员的构成等。医院信息系统不仅要体现先进性,也应该具有明显的经济效益。对每天门诊量超过 1 000 人、住院床位数超过 500 张的大中型医院,信息流通大,HIS 的效益也明显。反之,对一个小型医院,先进的 HIS 不但不能增加效益,反而会增加维持 HIS 正常运转的经济和技术负担。因此,制订规划时应做到既能提高经济效益,通过有效管理堵塞漏洞,提高服务质量,吸引更多病人,收回投资成本,又避免使系统因计算机技术的快速发展,上马即处于被淘汰的地位,需要另外的投资去更新换代。

即使已经制订了一个较全面的总体规划,也不必一次性投资、一步到位。计算机硬件价格下降很快,分步实施,分批购置硬件,可节约大量资金;软件的升级也较快,技术更新更明显。另外,医院各级管理需适应从手工到计算机的转变过程,人员培训、系统调试也有一个过程。以一个大中型教学医院为例,HIS 的总体目标是实现财务、医疗、行政、后勤和科研教学的信息网络化,可分三个阶段来达到这一目标。第一阶段以经济信息管理为中心(以诊疗费用及药品管理为重点),主要包括:门诊管理、门诊划价收费、门诊药房管理、住院登记、住院病区管理、住院统计结算、住院部药房管理、药库管理、财务科管理等。第二阶段以医疗信息管理为中心,主要包括:医务部医疗统计分析、人事管理、设备管理、院长查询管理、营养科配餐管理、保健科管理、科教科管理、图书资料室管理、后勤管理等。如果第一阶段的开发取得成功,就会减少住院病人的漏费情况,做到合理收费,也会提高门诊的收费速度和准确率,势必增加病人,收回漏账,第一阶段的投资也将在一两年内收回,并且为第二、三阶段的投资打下良好的基础。

2. 网络系统建设要先进

如上所述,HIS 管理信息的范围可宽可窄,但是以计算机为基础的硬件设备和网络结构应尽量向先进技术靠拢,打好基础,以后才有功能扩充的能力。

(1) 客户机/服务器(C/S)体系结构是 20 世纪 90 年代较先进合理的新型构造方法。它可以降低软件开发和维护成本,增强应用的可移植性,提高用户的工作效率,保护用户的投资。目前很多 HIS 系统都采用此体系结构。

(2) 浏览器/服务器(B/S)体系结构是近年来随着互联网应用的扩大而发展起来的。它比起基于 C/S 的应用系统有几个好处:

① 能够在任何网络或应用程序服务器上运行。

② 将应用程序逻辑和页面显示分离。

③ 为整体应用系统提供一致的界面。

④ 集中式管理,最终用户不必安装特殊的应用软件。

⑤ 能够快速开发和测试。

⑥ 简化开发基于网络的交互应用程序的过程。

⑦ 图形操作界面,真正支持多媒体。

⑧ 降低培训成本和难度。

⑨ 属于主流技术,有成熟的标准和广泛的厂商响应和支持。

(3) 三层结构:为了适应医院的需求易变性,在开发医院信息系统时要解决的主要问题之一是如何提高系统的灵活性和稳定性。要想从根本上解决这些问题,最好的办法是采用面向对象技术,充分发挥三层结构的优势,把系统界面、业务逻辑层、数据访问层完全剥离。这样在医院功能需求变化时只要简单修改界面层的代码,在医院管理模式发生变化时只需修改业务逻辑层代码。即各层次之间互不影响,从而保证了产品的稳定和灵活的特性。

(4) 混合结构:根据医院的不同规模、不同类型、不同需求、不同应用可以采取灵活的 C/S 与 B/S、二层结构与三层结构混合使用的架构方法。

(5) 网络平台:一般选用 MS 网络操作系统,以 Windows NT、Windows 2000 Server 为多见,以多服务器方式运行,大多是 C/S 结构的多线程操作系统。其优点有:改进了保密方法,实现了网络安全管理;改进了广域网络服务支持,使大型网络的传输更加快捷和有效;加快了反应时间,提高了系统的效率;具有三级容错功能。而 UNIX 操作系统一般用于小型机,硬件投资较大,维护开销也比较大。

(6) 先进的、功能完整的关系数据库管理系统:以前大多数医院开发 HIS 使用的数据库系统为 FoxPro 或 FoxBase。经验证明,医院的信息量较大,

FoxPro 的维护工作量大,数据安全性差。当前适用于 C/S 应用开发的、流行的中型关系数据库有 SQL Server,大型关系数据库有 Oracle 和 Sybase 等。现在,HIS 选用 Oracle 的较多。Oracle 7.0 有以下优点:

① 真正实现了多线索、多进程的 C/S 数据处理,这使得数据库处理核心能以最少的系统开销、最高的效率完成高强度的数据处理请求。

② 有极强的网络和分布式数据处理能力,能支持 TCP/IP、SPX/IPX、SNA 等 25 种不同的网络协议。

③ 强大的数据完整性控制能力。提供了事务完整性控制和关系一致性控制,不需担心父子丢失的问题。

④ 多重数据安全保障。在不同服务器中建立多重数据影像,由数据库核心维护其一致性。

⑤ 字符环境可转化为图形环境,为应用程序升级提供了强有力的支持。另外,它还支持 Windows 多媒体。

(7) 采用 TCP/IP 网络协议的光纤/以太网结构,同时支持每秒 1 000M/100M/10M 数据传输速度。

(8) 基于 Windows 的面向对象的前端开发工具。

(9) 采用科学的软件工程学方法进行系统分析、设计与实现。

3. HIS 的建设要领导挂帅,各方配合

HIS 不是一个单纯的计算机网络,而是运用计算机技术改变医院的信息管理模式,由传统的手工模式转向高效准确的现代化模式。这一转换过程几乎涉及医院各个部门、各级各类人员,会打破很多旧框框,触及很多旧观念。尤其是当 HIS 还没有成效,还没有为大多数人所理解和接受时,HIS 建设如果得不到各有关部门的大力配合及参与,就不会取得成功。

因此,首先,院领导要真正重视 HIS 建设,真正意识到这是实现医院管理现代化的必由之路,也是医院提高经济效益和管理效益的根本出路,还要认识到只有建设好高度开放的医院信息系统,才能使医院在今后激烈的竞争中站住脚跟。

HIS 是最高决策者的有力工具,利用好它,能使医院管理科学化。因此,建设 HIS 需要院长亲自挂帅,各位副院长积极配合,并成立一个由机关部门负责人参加的领导小组,资金到位,人员到位;及时制订有关的规定和条例,进行全院总动员,让所有职工都了解这一工程,并积极参与,分期分批接受计算机知识和应用技能的培训。

4. 联合院内外的技术力量才能实现成功的 HIS

HIS 是计算机技术和医院管理科学的结合,属于医学信息学的一个应用分支,是涉及计算机科学、医学、信息学和工程学等多学科的一个边缘学科。

所以,单单依靠计算机技术人员是不能很好地完成这一工程的。

5. 尽量使用国际国内公认的标准编码

信息高速公路的建立使信息已不仅仅局限于一个医院的应用。只有遵守国际、国内的编码规则,信息交换才能得到共识。

在进行 HIS 系统调研和分析时,应要求各部门提供有关的标准编码。例如,病案管理有国际疾病分类编码(ICD－10),药品管理有国家药品统一编码,医疗设备名称有统一编码,人事部门有统一的信息交流格式和表格,卫健委有统一的住院病案标准和手术操作分类代码,财务报表也有统一格式等。要尽可能收集这些统一的标准和格式,以此作为数据库的标准代码。

在国家标准还没有正式公布前,也可先使用地区或自定标准,但应设计增加和修改代码的功能。

6. HIS 不是一劳永逸的工程

HIS 是一个不断维护、修改、扩充、升级和更新的动态工程,有其一定的生命周期。其生命周期的长短与内因和外因有关。内因包括:系统设计、硬件配置、软件设计、系统维护、系统管理等。外因包括:计算机技术的发展、信息高速公路的发展、标准化的发展等。要使现有的 HIS 维持较长的生命周期,设计时就要考虑内、外因的关系,并且应该在其生命周期中充分发挥其价值。维护好 HIS 的正常运行,利用好 HIS 提供的信息,从信息中求得经济效益,并非易事。

HIS 建设后,仍要投入人力、物力进行日常维护。医院每年要有一定的财务预算用于计算机硬件的维护更新和软件功能的修改升级。

7. 要重视 HIS 的管理

制订好各项管理规章制度和安全措施,落实到每个部门、每个岗位、每个操作员、每个时点。管理好、运行好、维护好 HIS,从某种意义上说,比建设好 HIS 更重要,难度也更大。

第十二章　医院信息系统的评价与实施

一、医院信息系统的评价

广义的信息系统评价是指从信息化建设项目规划开始直至结束的进程中，每一个阶段都进行评价；狭义的信息化项目评价是指项目建设完成后的综合评价。总体上，可以把广义的信息系统评价分为立项评价、中期评价和结项评价三种类型。

（1）立项评价：指立项前的评价，即项目的可行性研究，内容包括技术可行性、经济可行性、管理可行性和建设环境可行性，目的是要决策是否立项。

（2）中期评价：也称阶段性评价或里程碑式评价，指在信息系统建设过程中，对阶段性成果进行评价。内容包括系统设计、开发、实施各阶段的成果，目的是通过项目的阶段性总结，肯定成功经验，梳理问题教训，发现诸如外部政策环境变化、新技术出现或系统设计有重大失误等问题，决定是否需要调整建设方案。

（3）结项评价：是指项目建设完成后的综合评价，一般是在信息系统运行一段时间后进行，就是狭义的信息化项目评价。内容包括系统性能、项目成本效益、系统运行带来的直接效益，以及通过提高工作效率、减少医疗差错、创新服务模式等带来的间接效益，目的是检查项目建设成果是否达到预期的目标要求。

成本效益评价是一般各行业建设项目常见的评价内容。先计算项目建设的投入成本，如人、财、物和时间等，再测量项目投入使用后，为用户带来的经济效益，如增加收入、扩大市场、产品质量提高等。但是，项目在提高效率、减少差错、促进服务质量改进、堵住各种管理漏洞等方面产生的间接效益，难以使用传统的成本效益方法评价。所以，对于医院信息系统，还要注重评价系统产生的社会效益。

信息系统的特殊性决定了信息系统的成效是技术与应用、管理相结合的产物，应用不同的信息技术和软件，可以支持完成同样的业务；同一个软件系统，在不同的医院可能体现出完全不同的效果。医疗服务的特点使得医院信息系统支持的业务和管理异常复杂，医疗改革的进程也导致环境和政策多变。因此，评价时要避免单纯评价信息技术建设成果，应关注系统是否满足医护人员、患者和管理人员的需求，是否支持医疗改革的举措，是否符合医院战略规划和发展的方向。

例如,卫健委组织的电子病历系统功能应用水平分级评价,按医院应用电子病历系统的情况,将电子病历系统应用水平划分为八个等级:

0 级:未形成电子病历系统。

1 级:部门内初步数据采集。

2 级:部门内数据交换。

3 级:部门间数据交换,初级医疗决策支持。

4 级:全院信息共享,中级医疗决策支持。

5 级:统一数据管理,各部门系统数据集成,基本建立以电子病历为基础的医院信息平台。

6 级:全流程医疗数据闭环管理,高级医疗决策支持。

7 级:完整电子病历系统,区域医疗信息共享。

每一等级的标准包括电子病历系统局部和整体信息系统的应用要求,评价电子病历系统采集、存储、传输的病历数据如何支持医护活动中的信息共享和决策需求。例如,6 级的局部要求:各个医疗业务项目均使用计算机进行身份识别(如条形码、磁卡、IC 卡等)与数据采集,电子病历系统提供实时在线数据核查与管理功能。业务处理过程中,能够依据知识库提供审核功能,并及时向医护人员提供信息反馈和提示,减少医疗差错的发生概率。6 级的整体要求:实现全流程数据跟踪与闭环管理;医疗、护理等实现全流程闭环信息记录与管理,能够提供高级医疗决策支持;形成全院跨部门的知识库(如症状＋体征＋检查检验＋诊断＋治疗＋药物合理使用知识库等);基本实现电子病历无纸化。

医院信息系统的综合评价方法,目前主要有标杆法和多维度多指标综合评价法。标杆法是信息系统综合评价中常用的方法,因为信息系统建设中的许多成果是间接效益,涉及医疗业务模式改变、流程再造和服务与管理的创新,难以量化评价,故对获得行业内外一致公认的信息系统建设项目进行总结表彰,树立典型,作为同类项目评价时的参照,例如原卫生部的数字化试点示范医院评审。标杆法评价的目的是使一般医疗机构通过与标杆医院进行信息系统的比对,发现差距,制订对策;通过跟踪学习,促进自我创新,最终实现超越。

综合评价法是从技术、成本、业务、管理等多个维度,设计多指标的指标体系,力求全面评价信息系统的建设成果。步骤如下:

(1) 确定综合评价指标体系。这是综合评价的基础和依据。

(2) 收集数据,并对不同计量单位的指标数据进行同度量处理。

(3) 确定指标体系中各指标的权数,以保证评价的科学性。

（4）对经过处理后的指标进行汇总，计算出综合评价指数或综合评价分值。

（5）根据评价指数或分值对参评单位进行排序，并由此得出结论。

例如，医院信息互连互通标准化成熟度测评，分别从电子病历数据、电子病历共享文档、基于电子病历的医院信息平台和实际应用效果等多个维度，对电子病历信息标准的符合性以及医疗机构间的标准化成熟度进行综合测评，确保测评内容全面，测评结果客观、真实、可靠。测评包括四部分内容，分别为：数据资源标准化建设、互联互通标准化建设、基础设施建设以及互联互通应用效果。测评从产品测试和项目应用两方面进行。产品测试主要针对基于电子病历的医院信息平台或医院信息管理系统，在电子病历数据、电子病历共享文档、平台交互服务等方面分别与对应的卫生信息标准的定量指标进行符合性测试。项目应用评价主要是面向医疗机构，检验产品在医疗机构中实际应用的情况以及达到的互联互通程度。产品测试在实验室环境进行；项目应用评价包括文档审核和应用现场查验，两方面的评价都有定量和定性的评价指标和方法，最终结果以分数体现，按分数不同划分为五个级别。

随着医院信息系统卖方市场的逐渐成熟，更多医院选择购买现成软件包加客户化开发的模式，则购买前的评价非常关键。评价的对象包括开发商、系统和系统应用，评价结果是购买的决策依据。可采取综合评价法分别对开发商、信息系统和应用进行评价。开发商的维度包括公司资质和规模、经营状况、软件产品系列、开发维护运作方式、技术人员数量、用户数量、用户评价等。信息系统可以参考《医院信息系统基本功能规范》《电子病历基本规范》《基于电子病历的医院信息平台技术规范》等文件制定评测维度和指标。应用评价是针对系统既有用户的，维度包括医院规模和信息化水平、系统支持下的主要业务流程、系统运行稳定性、售后服务满意度、最终用户满意度、管理者满意度等。条件许可时，应要求开发商搭建模拟环境进行评测，注意系统功能评测和应用现场考查相结合。

二、医院信息系统的实施

信息系统的实施，是在信息系统开发完成或者购买完成之后，将信息系统在用户的实际环境中应用的过程。实施方法有直接实施、并行实施和试点过渡实施三种。

直接实施是确定某一具体时间，实现信息系统全部功能的整体应用，也称定时切换。这种方法的特点是切换时间短，节省人员时间和费用，系统应用效果体现迅速。适合业务过程不太复杂，新的业务要求系统必须整体定时切换到新系统的场景。例如，医疗保险系统升级，统一要求医院门诊和住院收费系统在指定的时间点完成接口升级切换。直接实施要求准备工作充分周到,有风险分析和预案应对,否则容易引起业务混乱。

并行实施是新旧系统并行运行一段时间,检验新系统的正确性,确认没有问题,再停止旧系统运行。这种方法的特点是切换时间相对长,能尽量避免新系统不成熟带来的各种问题,安全可靠性高,在财务、药品等核心系统实施中常用。例如,药库管理系统,旧系统经过多年的磨合,业务人员操作熟练,药品品规、价格等数据管理很完善,库存和财务账目未发生差错,新系统能否达到管理要求,业务与管理上都需要验证,采用并行切换方法,使药库的全部进销存操作在新旧两套系统上进行,定期核对两者的库存和财务报表,确认无误后再正式启用新系统。但并行实施因为所有操作要在新旧系统上都完成,工作量翻倍,实施所耗时间较长。

试点过渡实施是指先在某个业务、某个部门试点应用新系统,然后再逐步推广到其他业务或部门;或者是将新系统分块,按先后时间顺序实施。这种方法实施时间长,要求各模块或子系统之间有一定的独立性。主要针对的场景,一是从未使用过的信息系统,用户需要时间培训熟悉,信息系统也要通过试点运行检测问题,发现不完善之处;二是新系统支持的业务是全新的,变化很大,要在试点运行中形成规范的业务流程和管理机制;三是信息系统整体庞大,影响业务面广,必须分步切换。例如,门诊医生工作站、无纸化门诊是全新的业务,培训和熟悉系统操作涉及众多医生,系统应用不好直接影响门诊业务,故应采用试点过渡方法,先在某些诊室试点,取得经验后,再逐步推广。管理部门要有相应的措施,既能保证稳定过渡,又能加快过渡过程,如试点期奖励应用电子病历和处方的医生,逐步取消手工病历和处方。试点过渡实施其实是前两种方法的混合,既保证了系统实施运行的可靠性,实施时间也不至于过长。

医院信息系统的实施,是信息系统成效体现的关键环节,用户的参与度决定了实施能否成功。信息管理科人员要制订实施方案,组织实施涉及的各个部门共同协商落实,征得各方支持,这是保证实施顺利的基础。主要实施步骤如下:

(1)组织架构:组建实施小组,软件技术人员、信息科人员、业务部门领导、业务骨干等相关利益方均参与,小组实行定期例会制度,协调解决问题。

(2)系统测试:准备一套典型的业务数据,进行各业务岗位测试、不同部门的业务流程测试。注意,要根据医院的实际情况,测试每一项业务的操作速度,根据实际服务量估算业务岗位数量。

(3)实施准备:准备业务运行的基础数据,印制票据,制订新的业务规范和制度,组织系统切换的模拟演练。

（4）人员培训：培训业务人员掌握功能操作，各业务岗位进行流程配合的操作培训，培训考核合格方能上岗。

（5）制订计划：决定系统切换方式和切换时间，按切换时间倒排各项准备工作的完成时间和负责人。利用甘特图等工具对实施计划进行管理。

（6）风险管理：评估新系统切换可能发生的风险，拟订应对预案。如：新系统可能切换不成功，旧系统要能恢复使用。

第十三章　医院信息系统的运维管理

随着医院信息系统应用越来越广泛深入，大量的 IT 设备、医疗软件、计算机网络正在不断地扩充进入医院信息系统。为了保证医院庞大的信息系统安全有效、运行稳定，需要引入运维管理。

一、医院信息系统运维概述

1. 医院信息系统运维管理的背景与现状

（1）医院信息系统运维背景

我国医院信息系统的建设近年来得到了快速发展，很多医院都已经建设了 HIS、EMR、LIS、PACS、RIS 等，县级以上医院基本上实现了信息化管理。医疗信息化建设的快速发展对医院信息系统的运维管理提出了更高的要求。经研究，在整个信息系统的生命周期中，采购和建设阶段只占全部时间和成本的 20％～30％，而运营阶段占了 70％～80％。然而在过去相当长的一段时间内，医院的信息部门更关注信息系统的建设和应用，而对其运维管理则缺乏相应的重视和研究。运维人员短缺，运维服务低效，没有建立运维流程与制度，缺少自动化的运维管理工具等问题成为医院信息化建设的瓶颈。

（2）医院信息系统运维现状

当前医院运行的医疗系统普遍架构复杂，且大量正从建设期转为运维期，医院业务信息系统的建设又具有整体进展速度快，覆盖面广，信息量大，安全性、稳定性和可靠性要求极高的特点，对系统运维工作水平和能力提出了极高的要求。

① 管理和维护工作以"被动式服务"为主：主要体现在对信息系统的维护往往是在问题发生后，运维人员"救火式"的抢修故障，缺乏主动性的预防式服务。研究数据表明，信息系统发生的故障只有 20％是由软件、硬件或环境（网络、电力等）因素造成，有 40％是由缺乏管理流程造成的，另外 40％是由人员操作失误、备份或安全方面的疏忽所导致的。因此，大多数的问题是可以通过管理来避免的。

② 运维流程及指标存在缺陷：医院不断增加的计算机、打印机及网络系统产生的运维压力越来越大，而维修人员数量有限，无法同时应对大量的保修任务。目前大量的运维流程及指标缺乏明确性、可衡量性、可达性、现实性和及时性，影响医疗业务的正常运转，使待修科室满意度下降，久而久之产生

恶性循环。

③ 运维知识无法共享：现今大量的问题及故障处理的方法是经过实践总结出来的，但是未能形成系统的解决方案，因此知识无法共享及转移，遇到相同的故障或问题不能采用标准化的解决方案，新的运维人员无法快速入手。应建立事件智能多层分析，建立关联，以过滤冗余事件，提炼主要问题信息。

④ 运维质量无法跟踪：缺少运维服务质量的评价体系，运维人员的服务质量、用户反馈及重复维修等缺少跟踪。所有的运维质量评价均集中于负责运维的信息部门，无法区分运维人员的服务质量，逐步造成运维质量下降、改进意识减退及用户满意度下降等现象。

2. 医院信息系统运维管理的内容

医院信息系统的运维管理是指信息部门采用相关的方法、技术、制度、流程和文档等，对应用系统的环境（如软硬件环境、网络环境等）、信息业务系统和运维人员进行综合管理，从任务功能上可分为五个模块：硬件管理、软件管理、数据中心机房管理、网络管理、培训管理。

(1) 硬件管理

① 资产管理：建立全院 IT 设备数据库，明确设备所在科室、采购时间、保管人、保修期限、周转状况等信息，对设备进行条码管理以便于对设备整个生命周期进行跟踪。

② 维修管理：维修主要分为电脑维修、打印机维修、其他电脑外设维修等。首先建立故障申报平台，工作站操作人员网络填报申请单，信息部门通过申报平台收到申请单后根据实际的工作情况进行派工，维修人员收到派工单后根据故障信息处理问题，维修完成填写完工报告。

(2) 软件管理

① 软件维护：与维修管理类似，建立相应的电子申请处理流程。由于医院信息系统繁多，不同模块涉及不同的管理机构，所以在建立流程时应注意相应的审批人员，以保证所有数据的修改都符合医院规定。

② 软件变更：系统的应用需求会随着医院的发展而发生改变，这就需要建立信息化小组管理由各部门提出具有代表性的需求，信息化小组成员一起讨论变更方案的依从性与可行性，最终形成决议。

③ 软件新增：出于政府政策的要求和医院自身发展的需要，医院会对软件系统提出新的需求，运维管理系统应该记录好需求描述、提出部门、提出时间、审批部门、审批结果、软件研发时间、软件完成和发布等信息，完备信息系统软件资料，便于以后查询和利用。

(3) 数据中心机房管理

① 服务器管理：服务器相关异常问题处理、故障排查、性能调优、软硬

统计、系统配置优化与安全加固等工作。

② 存储备份管理：完成存储系统每日健康检查、存储容量及配置信息表更新，每日对备份资源池、物理带库、虚拟带库等备份设备健康状况进行检查，每周对备份主服务器、备份节点服务器硬件检查及操作系统状况检查。

③ 虚拟化平台管理：主要包括对虚拟机资源在资源池进行分配、变更、回收操作，完成虚拟服务器相关异常问题处理、故障升级、性能调优，加强对虚拟化平台整体健康状况的检查、监控、巡检等。

④ 机房环境管理：负责机房基础设施（空调、UPS 等）日常维护管理、机房值班及监控、机房运维事件汇总分析及上报、机房容量管理、机房实物资产管理等。

（4）网络管理

① 网络拓扑：能够自动生成网络拓扑图，提取现有交换机数据对每个网络端口状态进行监控；网络管理员能清楚整个网络的运行情况，能及时准确地对网络故障进行预警和排除，还能对拓扑图进行分析，找出瓶颈和隐患，并对网络架构进行优化和加固。

② 网络安全：建立防病毒软件和系统补丁更新工作表，能从安全设备（包括防火墙、交换机、网闸、IDS、上网行为管理等）中提取报警日志，及时向网络管理员提示或报警。

③ 桌面管理：能够远程监控工作站的行为，控制工作站的安全策略，规范统一工作站电脑桌面。工作站不能介入 USB 存储设备，不能随意更改系统配置，但能远程分发文件和安装系统补丁。当工作站出现问题时，上报信息部门，维护人员可以通过远程桌面解决问题。

（5）培训管理

医院信息化工作中人员培训是其中重要的一项，主要分为信息部门人员培训和外部人员培训。信息部门人员培训，主要是信息部门领导按照本部门发展的需求，制订好培训计划表，按照表上的内容安排信息人员培训，并及时录入人员培训的完成情况。外部人员培训是有培训需求的部门先提交申请，相关部门审核后统一由信息部门培训。

二、医院信息系统运维规则

要做好医院信息系统运维工作，必须先做好运维规划。包括运维管理建设原则、业务规划、技术规划、制度和流程规划、运维模式选择、建立运维管理知识库等。

1. 建设原则

（1）规范流程管理原则

按照信息技术基础架构库(ITIL)或 ISO20000 标准,建立运维体系规范和服务流程规范,合理配置运维资源,约束第三方运维服务商的行为,最大限度降低运维成本。

(2)以先进、成熟的运维管理平台为手段

通过建立统一、集成、开放、可扩展的运维管理平台,实现对各类运维事件的全面采集、及时处理与合理分析,实现运维工作的智能化与高效率。

(3)科学性原则

将日常运维的共性问题的处理方法建立运维知识库,整理成帮助文档,便于查询和培训新员工,让用户拥有自主解决问题的能力,从而实现高效运维。

(4)指导性原则

在运维中发现、解决的问题要指导信息系统的开发和完善,指导优化人员组织结构、岗位设置,指导医院信息化运维服务流程的改进。

(5)持续改进原则

规范、科学、高效、可信赖的运维服务管理体系不是一蹴而就的,是分期建设、逐步完善的过程,是持续性改进、优化的过程。

2. 信息系统运维规划

(1)以业务为导向做运维规划

① 以业务驱动的量化管理:临床部门的信息需求会根据业务的需要而发生变化。当产生新需求时,信息部门需要快速做出响应,这就需要以科学的方法将信息需求进行量化管理以便于确定所需的运维成本,推进 IT 成本的精细化管理。

② 以业务驱动进行 SLA 规划:随着医院信息化的发展,医院的业务系统规模越来越大,信息部门需要与临床部门一起定义每套临床系统所对应的服务级别协议(service level agreement,SLA),将运维业务变为可测量的指标。信息部门必须充分了解它所能提供的各种服务及其优先级。

③ 以业务驱动进行运维质量评估:对运维信息进行收集、整理、分析,建立运维服务管理平台,让业务部门对运维结果进行评价打分,定期对临床部门的整体服务情况进行总结,形成运维质量评估报告。

(2)技术规划

① 要符合技术发展的趋势:必须选择符合医院发展趋势的、先进的、成熟的、具有行业领先水平的运维产品和技术,比如虚拟化、云计算等技术。

② 技术规划要以业务需求为导向:信息部门在做技术规划时需要结合临床的长期需求与短期需求,同时结合过去的运维管理数据进行合理的分析,将医院的业务发展目标转变为对运维管理的需求。

（3）制度与流程规划

① 运维管理制度化：运维管理要依靠团队的协同合作，任何一个环节的过失均有可能造成严重的隐患，因此，在日常的管理中，必须制度化一些规则作为日常工作的依据。可以参考 ITIL 或 ISO20000 运维标准建立管理制度。

② 常规操作规范化：根据运维工作制订相关操作规范，例如《系统故障处理指导手册》《Windows 系统环境配置规范》《数据库安全管理制度》等维护规范。

（4）运维知识库规划

当问题处理完之后，由运维人员对问题处理的过程及结果进行总结分析并归类，将相关信息记录在运维知识库中，实现知识共享，减少服务单流转，降低运维成本，提高运维相应速度和运维质量。知识库应当具有分类明确、易于查询、可用性高、内容全面、持续更新等特点。

3. 运维模式选择

对于医院各种复杂信息系统的运维，信息部门需要根据实际的业务需求选择合适的运维模式，主要可分为服务外包管理、医院自主管理以及混合管理三种。

（1）服务外包管理模式

这种模式是指医院通过与外包公司签署运维外包协议，将所拥有的全部运维工作外包，该模式又可以分成两类：

① 结果导向：结果导向是院方只管理和考核外包商的服务结果，而将服务过程管理交由外包商实施，优点是节省人员，管理简单；缺点外包商管理水平参差不齐，管理办法与流程各不相同。

② 过程与结果导向：过程与结果导向是指院方既管理服务过程，也管理服务结果。优点是责任与控制目标相对应，管理更加具体、细致；既考核结果，又管控过程。缺点是若甲方管理能力及管理支撑工具不足，缺乏系统化设计的能力和经验，会使得过程管理流于形式或者半途而废。

（2）医院自主管理模式

这种模式是指医院自行负责所有运维工作。好处是企业自身的运维人员容易管控，可根据医院自身需要进行能力培训，完成医院所需的各项运维工作。缺点是医院内部 IT 人员数量有限，并且由于 IT 运维相关的专业技能培养时间较长，往往无法满足医院运维工作的要求。这种运维管理模式又可以分成两类：

① 信息部门运维模式：意思是指信息系统的运维工作全部由医院的信息部门来承担，临床部门只作为需求的提出者和系统的使用者。优点是运维人员专业性较强。缺点是理解用户需求和处理业务问题的时间较长。

② 信息-临床部门联合运维模式:意思是指在运维过程中,除了信息部门运维人员以外,部分临床信息联络员也参与到运维工作中。优点是由临床信息联络员担任和最终用户直接沟通的角色,能够准确把握用户需求,提供快速响应。缺点是临床信息联络员需要经常将技术问题转交给技术人员处理,增加了运维问题处理的环节,延长了问题解决的时间。

（3）混合管理模式

这种模式指的是医院对所拥有的一部分 IT 资源自行运维,同时,通过与外包公司签署运维外包协议,将所拥有的另一部分 IT 资源的运维工作外包。这种运维管理模式下,医院需要充分考虑内外部运维人员的职责划分和人员比例,在合理的运维成本下,既要保证运维工作的顺利完成,又要确保医院运维人员能够得到充分锻炼和提升。优点是医院通过混合管理模式能够充分发挥自主管理模式和服务外包管理模式的优势。缺点是由于存在两种运维人员,既增加了运维工作的复杂度,又延长了运维流程。

医院选择运维管理模式需要根据医院的发展战略、管控模式的特点进行针对性的评估,需要综合考虑业务、人员、技术、安全、财务等多方面的因素,通过定性或定量分析,最终明确应该采取哪种模式。

三、医院信息系统运维建设

1. 建立医院信息系统运维服务流程

为保证信息部门有序、高效地处理各种运维事务,本节基于 ITIL 构建运维服务管理流程,包括服务台管理、事件管理、问题管理、变更管理、发布管理、配置管理、服务级别管理等。

（1）服务台管理

服务台可以理解为信息部门和服务流程面向客户的"前台",是 IT 服务提供商与客户之间的统一连接点。它致力于在服务级别协议规定的服务等级内解决事件和问题、并将事件对业务的影响降到最低。客户有任何服务请求都将直接联系服务台,由服务台负责协调和解决,并将最终结果向客户反馈。服务台管理的主要职能包括服务接收、服务记录、查找分派、结果反馈、知识库维护。服务台管理的主要活动包括:

① 服务接收:提供统一平台接收来自客户的各种事件、问题、投诉等请求,对所有服务请求给予迅速响应。提供接口用以支持其他管理流程;提供接口用以接收服务处理的进度和结果。

② 服务记录:记录接收到的各种服务请求。请求是客户通过客服电话或短信平台方式发起的,由服务台的工作人员将其记录在案,一方面,便于对请求解决过程的追踪,另一方面,可作为知识储存到知识库中,便于以后的查询

和借鉴。为了提供 7×24 小时的优质服务,服务台的工作人员需随时接收并记录客户的请求,以便更好地为客户提供服务。

③ 查找分派:当完成了服务记录,服务台的值班人员就要将已记录的请求在知识库中进行查找。若在知识库中查询到类似请求,如果服务台根据经验和知识库中的解决方案能够直接处理的就直接向客户反馈,不能直接处理的,就判断服务级别,然后分派给相应的技术小组进入下一个流程。

④ 结果反馈:在整个服务请求的处理过程中,服务台需实时追踪和监控,并保持与客户的联系,随时反馈服务的处理进度。在服务完成时,反馈其最终处理结果。

⑤ 知识库维护:知识库的建设使得以往的经验得到有效的利用,从而提高了工作效率。通过对以往解决方案和工作经验的整理和维护,我们可以把经过实践检验的最佳解决方案存储到里面,并经过增删查改等操作对其进行管理和维护,从而实现知识共享。

（2）事件管理

事件是指已经引起或可能引起 IT 服务中断或服务质量下降的活动,事件管理的目标就是尽可能在最短时间内使 IT 系统恢复正常运营,减少事件对企业业务的影响,同时记录事件以为其他流程提供支持。当需要同时处理多个事件时,需根据事件影响范围、紧急程度和难易程度等因素确定事件的优先级。事件管理主要活动包括:

① 事件触发:事件来源是多种多样的,其中最主要的两个来源是用户申报和巡检发现:当用户发现 IT 系统故障,通过电话或者邮件通知服务台,由服务台人员记录事件,由此触发事件流程;或是当运维人员对各自负责的软硬件设备进行日常巡检发现性能指标异常时,系统自动创建事件,由此触发事件流程。

② 事件处理:在记录事件后,服务台人员根据事件信息对事件进行分类并判定优先级,同时从知识库里查找类似事件的解决方案。如故障已解决,则关闭该事件。

③ 知识库整理:整个事件的处理过程都记录在事件库中,方便用户查询和统计,并将解决方案记录到知识库中,实现知识的收集和共享,为以后解决类似事件提供参考。对于隐患没有得到根本解决的事件,在事件关闭的同时需将该事件升级为问题,启动问题管理的流程。

（3）问题管理

问题管理的目的是找出并消除导致事件发生的根本原因,从而防止事件再次发生。它包括主动问题管理和被动问题管理两类。

① 被动问题管理:被动问题管理的目标是找到导致以前事件发生的根本

原因,从而提出解决方案,此时流程的输入是对大量事件进行分析,将之前频繁发生的或是未能根本解决的事件升级成问题。

② 主动问题管理:主动问题管理的目标是找出 IT 基础设施中的薄弱环节,从而避免事件的发生,此时流程的输入是对配置管理数据库(CMDB)中的配置数据进行分析,找出存在的隐患,将其作为问题。随后根据问题相关信息对其分类并判定优先级。

（4）变更管理

变更管理是指为在最短的时间内完成基础架构或服务的任一方面的变更而对其进行控制的服务管理流程。当在问题管理过程中通过调查和分析发现问题的根本原因,但不能从根本上予以解决时,相关人员需要向变更管理提交变更请求,从而从通过实施变更从根本上消除问题的根源。变更管理主要活动包括:

① 变更请求:变更流程开始于一个变更请求,变更请求的来源,一方面是为了解决事件或问题,另一方面是为了适应企业业务的变化。

② 制订变更计划:当接到变更请求时,根据变更的具体情况进行分类以及判定优先级。然后将变更分派给相应的专家组,专家组通过对变更进行综合分析并结合配置管理数据库中的变更影响评估的信息,确定此次变更的风险和影响,制订出详细的变更方案及计划。

③ 变更实施与评审:变更方案由变更经理进行审批,审批通过后,按照计划实施变更方案,同时触发发布管理流程。当完成变更实施后,由变更管理小组对实施情况进行评审。如果成功,则关闭变更请求,并将变更内容、步骤和结果记录到变更数据库中,以便后期查询分析;反之,修改变更方案重新实施变更。

（5）发布管理

发布管理通过实施正规的工作程序和严格的监控,保护现有的信息系统运营环境和 IT 服务不受冲击。有效的发布管理流程应与变更管理流程在工作上进行密切的配合,发布管理负责变更实施的规划、构建、测试以及最终的上线,并保证配置管理数据库得到实时的同步更新,发布管理的主要活动包括:

① 发布计划:定义目标和范围,阶段和时间表。发布计划必须与相关业务部门、支持人员进行商讨,并获得签字确认。

② 测试:发布内容在进入生产环境之前必须先进行测试,测试环境必须独立于正式环境,且与正式环境保持一致,同时确保测试环境的安全。

③ 分发与安装:在包括安装、操作、打包和交付在内的整个分发和安装过程中,都必须保持发布内容的完整性和准确性。

④ 验收与发布报告：发布结束后，需要对发布的成功与否进行确认。

（6）配置管理

配置管理是服务管理的一个核心流程，能确保应用系统及其运行环境中所有 IT 设备/系统及其配置信息，包括各 IT 设备/系统之间的物理和逻辑关系得到有效完整的记录和维护，从而为实现有效服务管理奠定基础。其主要流程内容如下：

① 识别和维护配置元素：确定需要进行配置管理的元素及所有必需的配置属性，并指明与生产环境中其他配置元素之间的关系。对配置管理数据库提供日常维护。

② 配置状态汇总：根据需要定期产生配置管理报表，并能使相关人员进行相关配置的提取、查询，定期产生配置项的状态报告，并能反映配置项的版本和变动历史。

③ 审计和确认：定期审核全部或部分配置数据库中的配置项，确认其和物理环境的一致性，从而确保配置信息的完整性。

④ 计划、回顾和改进：定期（如每半年）制订计划，以明确下阶段配置管理工作；定期回顾流程和审核结果，找出需要改进的配置项。

⑤ 配置管理数据库（CMDB）：配置管理数据库由配置识别活动来定义，配置识别活动不但要定义配置项，还需定义配置结构及配置项的相互关系。

（7）服务级别管理

服务级别管理流程的用途是确定能够支持业务需要的运维服务级别需求。服务级别管理流程根据预先确定的标准服务参数来定义、协商、监控、报告和控制针对特定客户的服务级别。如果服务级别协议（SLA）需要，该流程还可以为客户创建定制服务，定制的内容要求记载在服务级别需求（SLR）中。服务级别协议是连接信息部门和临床部门的纽带。

2. 建立运维团队

建立运维团队是实现运维管理的重要保障。应根据运维服务工作的内容和流程确定各项工作中的岗位设置和职责分工，并按照相应岗位的要求配备所需不同专业、不同层次的人员，组成专业分工下高效协作的运维队伍。

（1）角色与职责

① 运维组长：负责运维工作现场协调和管理，调配公司方运维资源，运维质量控制和管理；负责对临床、护理、医技、管理等部门提出的要求和意见进行改进，并做好相关的财务报告和汇报工作。

② 服务台人员：负责统一接听平台电话，故障受理和任务单派发，故障处理督办、回复和解释，故障数据统计和运维月报编写等。

③ 硬件工程师：负责计算机终端和系统维护、日常一般信息化设备巡检

与保养、计算机终端用户数据备份与恢复、计算机网络访问维护、病毒防治等。

④ 软件维护工程师：负责业务应用系统数据维护、软件变更和变更开发后的测试工作，以及对运维的应用软件日常故障检查，对主要临床应用系统、各类辅助应用系统进行维护，并按用户实际需求和业务发展，做好新增模块的开发等。

（2）建立运维服务管理制度

健全、完善的运维服务管理制度是医院信息化系统建设的保障。运维服务管理制度的制订有利于保证 IT 基础设施和业务系统安全、稳定、可靠的运行。科学、规范的运维服务管理制度大体上分为：

① 保密制度：通过规范明确安全保密要求，保障基础网络和网络安全，维护医院的利益和病人的合法利益。

② 网络管理制度：规范网络准入制度，提高网络安全规范。

③ 巡检管理制度：规范例行检查制度，及时发现 IT 信息系统存在的隐患，减少信息系统以及设备的突发故障，达到减轻运维工作量，减低运维成本的目的。

④ 运维人员管理制度：完善运维人员规范化作业，保证系统正常生产，提高运维人员专业素质与技能水平。

⑤ 运维考核制度：对运维全过程进行严格控制和监管，贯彻运维管理思想，促使运维工作制度化、规范化和科学化。

⑥ 服务流程管理制度：制订人员值班、服务管理、事件管理、问题管理、变更管理等服务流程管理制度，规范流程管理，确保运维服务有序进行。

⑦ 培训制度：定期组织所有参与服务的技术人员对安全操作知识与运维流程进行培训，通过培训全面提升运维管理人员技术水平与安全操作意识。

3. 部署统一监控和 ITSM 系统

信息化系统架构日益复杂，系统越来越庞大，传统的人工 IT 运维服务面临越来越大的压力。要保证医院信息化系统稳定可靠地运行，必须提高信息化系统运维自动化程度，部署 7×24 小时的监控管理系统和 IT 运维系统。

统一监控和 IT 服务管理（IT service management，ITSM）系统包括系统管理、网络管理、系统开发管理、变更管理、资产管理、问题管理等，医院根据自身信息化建设的情况，做好 IT 运维计划，分阶段、分步骤进行监控管理系统的建设。

4. 建立持续改进机制

医院信息系统的运维管理必然经过一个持续改进和完善的过程。采用 PDCA 方法，从计划、实施、检查到最后改进，经过不断的循环，建立持续改进机制，使医院信息系统运维服务逐渐趋向标准化，服务质量不断提升。

第十四章　医院信息系统的主要功能模块

医院信息系统建设从早期以收费及医保结算为核心的医院管理信息系统，逐步发展到以病人为中心、电子病历为核心的临床信息系统，再到今天整合了医院医、教、研、人、财、物信息以及与区域卫生信息平台互联互通的整体数字化医院。根据原卫生部2002年发布的《医院信息系统基本功能规范》的要求，结合新形势下医院信息化建设现状及未来发展方向，医院信息系统主要包括以下系统应用软件及功能模块（表14-1、表14-2）。

表 14-1　医院信息系统分类表

领　域	应用分类	系　　统
基础模块	公共基础服务	主数据与医疗术语管理系统
		患者主索引
		统一身份认证与登录管理
		日志审计系统
		临床知识库管理系统
	信息集成平台	平台门户层
		平台应用层
		平台服务层
		数据中心
服务模块	临床服务	门（急）诊医生工作站［门（急）诊电子病历］
		门诊护士工作站
		急诊预检分诊
		急诊绿色通道
		急诊留观系统
		门诊输液系统
		住院医嘱系统
		住院电子病历系统
		相关专业系统（儿保、眼科、放射治疗信息系统……）
		临床路径管理系统
		临床护士工作站
		手术麻醉信息系统
		手术护理管理系统
		重症监护系统

领　　域	应用分类	系　　　　　统
服务模块	临床服务	体检管理系统
		慢性病随访管理系统
		膳食营养管理系统
		肾脏病管理系统
		远程医疗系统
		临床决策支持系统
	移动医疗	移动医生工作站
		移动护理
		移动输液
		婴儿防盗
		移动 App（患者版、院内管理及医生版、移动支付）
	医技服务	实验室信息系统
		临床用血管理系统
		图像归档和传输系统
		影像报告系统
		超声影像系统
		内窥镜影像系统
		心电信息系统
		病理信息系统
		康复治疗管理系统
		生物样本库管理系统
		药库、药房管理系统
		药品物流管理系统
		静脉药物配置管理系统
		制剂管理系统
		临床药师工作站
		处方点评系统
		临床药物试验管理系统
		消毒物资可追溯管理系统
	综合服务	健康卡账户管理系统
		挂号收费系统
		入出院管理系统
		自助服务系统
		预约挂号系统
		预约检查系统

领　　域	应用分类	系　　　　　统
服务模块	综合服务	预约床位系统
		门诊排队叫号系统
		满意度评价系统
		门诊采血管理系统
管理模块	医疗管理	医疗日常事务及质量管理系统
		护理质量管理系统
		门急诊业务管理系统
		医保管理系统
		院感/传染病管理系统
		抗菌药物管理系统
		合理用药监测系统
		不良事件管理系统
		危急值管理系统
		病案管理
		医德医风管理
		医疗统计系统
		公卫报卡管理系统
	运营管理	财务管理系统
		绩效管理系统
		成本核算管理系统
		预算管理系统
		合同管理系统
		资金管理系统
		固定资产管理系统
		医疗设备管理系统
		卫生材料管理系统
		医疗废弃物处理系统
		冷链管理系统
		人力资源管理系统
		行政事务管理
		客户关系管理
		志愿者管理信息系统
		运营决策分析系统
		办公自动化
		外网网站

续表

领 域	应用分类	系 统
管理模块	科教管理	科研管理系统
		教学管理系统（规培管理系统）
		数字图书馆
		医学在线考试系统
		科研试验管理系统
外部互联互通		医保实时结算系统
		医疗集团分级诊疗信息系统
		区域卫生信息平台
		各类直报系统
		院前急救

表 14‑2　医院信息系统的主要功能模块

系 统	主 要 功 能
门(急)诊医生工作站 [门(急)诊电子病历]	接诊病人 诊断录入 门诊医嘱（药品处方、治疗、检验、检查申请单） 门诊病历 诊间预约挂号 入院电子申请单 传染病报卡 检验检查结果查询 历史病历查询 诊断、医嘱、病历模板维护
住院医生工作站	疾病诊断 医嘱开立 病历书写［入院记录、病程记录、转入转出记录、出院(死亡)记录、知情同意书、讨论记录］ 病人全息视图集成展示调阅 检验检查申请填写 手术申请 会诊申请 用血申请及输血反应 院感疫情报告 合理用药、危急值、多重耐药菌等提醒 查询统计（历史就诊病历、费用、病历质量、医保监控等）

系　　统	主　　要　　功　　能
临床护士工作站	病区床位管理 病人管理 警戒线及催款管理 医嘱审核 医嘱分解 汇总领药 非药品记账及退账 护嘱管理 各类执行单打印 护理病历及文书 护理评估 护理干预 护理结局与护理评价 护理任务管理 各类护理模板管理 护理管理(交班记录、排班、不良事件上报等) 床旁接诊病人 床旁护理评估 床旁核对 床旁执行医嘱 生命体征录入 护理记录 专科表单填写
药品管理系统	药品采购 药品入库 基础数据维护 药品出库 药品盘点 药品调价 药品领用、退回管理 配药管理 发药管理 退药管理 静脉药物配置,自动发药机、包药机等接收医嘱、配药、发药、退药、库存等管理 药品不良反应上报管理

系　　统	主　要　功　能
自助服务系统	自助发健康卡、账户充值 自助预约、挂号、交费 自助打印检验报告、门诊病历、影像胶片及报告 自助导航 自助查询(医院科室概况、专家排班及介绍、收费标准及费用明细、医学常识及健康教育等) 服务质量自助评价
医疗日常事务	医务人员资质管理 医德医风管理 纠纷投诉管理 业务审批管理
医疗质量管理系统	电子病历质量管理 医疗质量与医疗安全核心制度监控 临床路径管理 合理用药管理 抗菌药物分级管理 院感管理 危急值管理 病历分型质量管理 检验管理质量监控 医疗设备管理质量监控 手术麻醉分级管理 医院等级评审系统
护理质量管理系统	床旁执行医嘱监管 护理风险动态评估 护理文书书写质量监控 护理质量评价指标 满意度调查
手术麻醉信息系统	术前访视及评估 手术排班 麻醉前准备(病人身份确认、病人信息查阅、麻醉方案制订) 术中信息记录 自动麻醉监护数据采集 术后复苏 手术相关病案管理 术后镇痛管理

系　　统	主　要　功　能
人力资源管理系统	人事档案管理 人事规划管理 招聘管理 培训管理 排班考勤管理 人事变更管理 薪资管理 绩效管理
固定资产管理系统	基础字典管理 申购计划管理 合同管理 资产变动 维修保养等日常管理 条码管理 账务管理
卫生材料管理系统	基础字典管理 采购管理 入库管理 出库管理 领用管理 二级库管理 盘点管理 高值耗材二级库管理及条码跟踪

第四篇　医院信息资源的管理

第十五章　医院信息资源的来源与价值

　　进入信息社会,信息与物质和能源一样成为社会运行必不可少的资源,没有物质一切都不存在,没有能源一切都不可能发生,没有信息一切都没有意义。

　　广义的信息资源是信息活动中各种要素的总称。"要素"包括信息、信息技术以及相应的设备、资金和人等。狭义的信息资源指的是信息本身或信息内容,即经过加工处理,对决策有用的数据。开发和利用信息资源是信息化的核心内容,目的就是充分发挥信息的效用,实现信息的价值。狭义的观点突出了信息是信息资源的核心要素,但忽略了"系统"。事实上,如果只有核心要素,而没有"支持"部分(技术、设备等),就不能进行有机配置,不能发挥信息作为资源的最大效用。

　　信息资源由信息生产者、信息、信息技术三大要素组成。

　　(1) 信息生产者是为了某种目的生产信息的劳动者,包括原始信息生产者、信息加工者、信息再生产者。

　　(2) 信息既是信息生产的原料,也是产品。它是信息生产者的劳动成果,对社会各种活动直接产生效用,是信息资源的目标要素。

　　(3) 信息技术是能够延长或扩展人的信息能力的各种技术的总称,是对声音、图像、文字等数据和各种传感信号的信息进行收集、加工、存储、传递和利用的技术。信息技术作为生产工具,为信息收集、加工、存储和传递提供支持与保障。

　　从信息活动中各种要素来看,医院信息资源分别来源于核心要素和支持要素,核心要素是信息,支持要素是如网络、硬件、软件、人员、资金、业务规程等。核心要素的主要来源是医院信息系统在运行中收集的全部数据。从信息活动的角度看,医院信息资源分别来源于医院内部运行的所有相关活动,包括医疗、教学、科研、后勤、管理,医院外部运行的所有相关活动,如会诊、科研交流、公共卫生、医疗保险、药品耗材的供应配送和上级卫生行政部门的管理等,以及医院与所处社会环境交互的所有活动,如上下级医院的互动、同类医院的竞争、当地的人口环境和城市交通、政府的医改政策等。

信息资源不同于其他资源的特质是可复制、可传输和可共享。医疗服务需要多人配合,历经多个业务环节才能完成,诊疗信息来源于医院的不同部门和不同系统,信息共享是信息支持医护活动的基本要求。例如电子病历系统功能应用水平分级评价标准的两个要素之一就是电子病历的信息共享,从部门内到部门间再到全院直至区域内的医疗信息共享。医院的信息资源与公共卫生部门的信息共享能提高传染病报告的效率和质量,实现疾病发生和分布的动态监测,以及慢性病的持续有效管理。只有实现信息共享才能有效利用医院信息资源,信息标准化是信息有效共享的基础条件。

与一般物质资源相比,信息资源是一种具有开发、利用和价值转化性的资源。信息资源首先对作为社会主体的人发生直接影响作用,通过人对信息资源的理解、消化、运用,提高人自身的素质,甚至改变某种传统与习惯,从而有利于启发人的主观能动性,并转化为现实生产力的要素或变革生产方式及生活方式的动力。例如:医院信息化的建设使得医院的医生号源进入医院信息系统,解决了号源只掌握在挂号处的问题,让医院管理者能动态管理和优化配置专家号源;互联网和移动技术的普及使得专家号源进入社会,让患者能更方便地寻找专家资源信息,解决了患者挂号不方便的问题;医疗保险要求患者先到基层医疗机构就诊,通过社区转诊到上级医院,试图以不同等级医院的报销费用比例的差别,解决患者无序就医的问题;家庭医生签约和分级诊疗的医改举措,是希望由掌握居民健康状况的家庭医生和专科医生指导患者预约专家号,力图使得有限的专家资源得到更有效的利用。由此可见,我们必须以战略眼光认识医院信息资源,自觉地运用医院信息资源,立足有利于医院建设,有利于医疗卫生行业发展,乃至有利于社会整体的战略性发展的高度,积极促进医院信息资源的开发与转化。

信息资源是人类智慧与才能的结晶,是在持续的开发利用过程中不断地丰富、增长的,取之不尽,用之不竭。医疗服务的连续性,要求医院的信息长期记录保存。医院 7×24 小时运行,信息资源持续增长,形成海量数据,要把海量的数据转化为海量的信息,就不能忽视信息资源的综合性。任何一类信息资源都与其他类信息资源密切联系。由一种信息源引发生成另一种信息源是信息资源发展中的一种普遍现象,尤其是在现代社会,科技发展呈现出一种"大科学"趋势,自然科学各门类之间、自然科学与人文科学和社会科学之间相互影响和交融,这是现代人类对客观世界的认识愈益深入的必然结果。健康是人类生活永远追求的梦想,与健康相关的信息资源随着围绕健康相关的各种活动而日益增长并相互交融,医学模式也从关注疾病自身发展到关注人的社会心理健康。电子健康档案将记录居民从出生到死亡与健康相关的全部信息。所以医院信息资源的来源不再仅仅局限于医疗活动,医疗数据与基因数据和环境数据的综合,带来研究疾病发生发展的全新视角,也为新药研发提供新的突破点。这提醒我们要善于在各类信息资源的相互影响和渗透中发现、挖掘医院信息资源的巨大社会经济价值。

第十六章　医院信息资源的标准化

一、医院信息资源标准化概述

随着信息化的发展,在新形势下,我国制定了信息化建设的指导方针:统筹规划、国家主导、统一标准、联合建设、互联互通、资源共享。国家卫健委也提出了卫生信息化建设应遵循统一规划、统一标准、联合建设的原则;同时要加强医院信息标准化建设,促进标准化进展,解决标准化建设存在的问题;强调标准化重要性,并遵守一定的原则,促进医院信息化标准的建设,包括采取有效措施,加强标准化建设的领导,设立专门机构进行研究,增强标准化意识,做到总体规划、分步实施,广泛了解信息,注意标准化的统一及衔接。

1. 卫生信息标准概况

卫生信息标准:在卫生领域事务处理过程中,信息采集、传输、交换和利用时所采用的标准。

制订和采用卫生信息标准的目的:实现互操作性(互联互通性),即系统之间能够传输数据,并且这些数据能够被准确地理解。

2. 卫生信息标准的范围与种类

实现互操作性需要一系列标准,这些标准的范围和种类与国际趋同。

数据标准(词汇、术语):ICD,SNOMED CT,LOINC。

信息内容标准:参考信息模型。

信息交换标准(消息标准、结构文档标准):HL7 V2,HL7 V3,HL7 CDA,DICOM。

标识标准:实体、人员标识。

隐私和安全标准。

功能与流程标准。

3. 语义互操作标准

医学术语标准:概念及其编码,受控词表。

数据标准:由概念归纳和抽象而成,包括语义类型、类、属性、数据类型、可编码属性的值集(值域)、数据元。

信息模型:参考信息模型、领域信息模型、概念信息模型、逻辑信息模型、可实施(物理)信息模型。

数据集:特定主题的数据元的集合,基于领域信息模型和数据标准。

模板及文档:模型(模型片段)经过约束形成模板,组建用于交换和共享的文档。

数据结构:健康指标概念框架(HICF)、电子健康档案(EHR)传输等。

数据交互:医院健康信息集成规范(IHE)完整的标准采用、远程医学。

语义内容:术语和分类编码系统。

安全及隐私保护:系统一致性测试中的安全和隐私需求、个人健康信息处理中数据用途的分类、健康卡。

4.医院信息资源标准的分类

医院信息资源标准分类主要分为基础类标准、数据类标准、技术类标准及管理类标准几类(图 16-1)。各类标准范围定义为:

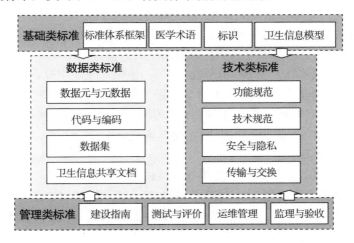

图 16-1　国家卫生信息标准体系框架

基础类标准:医院信息化标准化指南、术语标准、信息模型等。

数据类标准:数据元标准、分类与代码标准、数据集标准、临床共享文档CDA 标准等。

技术类标准:信息交换标准、系统建设技术规范、信息安全规范等。

管理类标准:测试评价、隐私保护规范、监理验收规范等。

二、信息资源标准化的意义及难点

1.信息资源标准化的意义

(1)可以指导医院整体的信息化建设工作,构建合理的信息架构和信息标准体系。

(2)信息标准化是构建数据共享的基础,为不同系统多种模式的数据存取和数据共享提供数据转换格式和编程接口,能有效地形成和促进业务协同,是实现互联互通必不可少的前提和保障。

（3）实现对医疗卫生数据"元数据"层面上的管理,通过数据集、数据元、值域等标准化建设,使应用软件开发更具灵活性。

（4）为医院内部数据交换及医院与外部数据交换在数据层提供统一的数据交换规范,是构建统一、集成、高效的卫生信息数据模型的基础。

医院的发展需借助信息技术加速信息系统的建设和完善,故应提高信息处理速度和质量。一个管理信息系统的建设必须要有一个信息编码标准化体系。该体系可以保证系统中各种信息资源符合标准和规范,不论其产生于何地、由何部门处理,这样可以使计算机很容易地对信息进行识别、分类排列、检索和统一分析等,同时各医院之间、医院与行政部门之间也才能够相互交换信息,使信息系统为公共卫生、行政管理、医疗服务提供可靠的支持。

2. 信息资源标准化的问题难点

（1）医院信息化发展过程中各应用系统的开发标准不统一

随着医院信息化的发展,越来越多的应用系统得以建设,一个医院的信息系统可能来自几十个不同的供应商。而不同供应商的系统之间在发生信息交换的时候,因数据名定义不同、理解不同、内涵不同,这些信息之间的交换变得非常困难,数据难以共享,数据利用不充分。

（2）数据标准不统一

医院各类应用系统都会涉及基本字典的应用与维护,如人员、科室、收费项目、药品等各类主数据字典,各个医院一般只根据自己的现有应用水平以较简便的方法进行定义,无统一的标准和规则可遵行。这样只满足了常规的运行,无法实现信息的有效共享,数据的一致性、准确性难以保证。

（3）技术交互类标准

随着医院应用系统的增多,各系统之间的交互需求也越来越多,但信息的交互标准五花八门,很难形成统一有效的数据交互标准。故需要医院建立统一的数据集成交互标准,解决数据共享交互标准杂乱的状况。

国际标准:ICD-10、ICD-9-CM-3。

国家标准:GB/T 15657—1995《中医病证分类与代码》,GB/T 16751.3—1997《中医临床诊疗术语 治法部分》,GB/T 2261—2003《个人基本信息分类与代码》,GB/T 2659—2000《世界各国和地区名称代码》,GB/T 3304—1991《中国各民族名称的罗马字母拼写法和代码》,GB/T 4658—1984《文化程度代码》,GB/T 4761—2008《家庭关系代码》等。

卫生行业标准:WS/T 303—2009《卫生信息数据元标准化规则》,WS/T 305—2009《卫生信息数据集元数据规范》,WS/T 306—2009《卫生信息数据集分类与编码规则》,WS 370—2012《卫生信息基本数据集编制规范》,WS

363—2011《卫生信息数据元目录》，WS 364《卫生信息数据元值域代码》，WS 445—2014《电子病历基本数据集》，《电子病历基本架构与数据标准（试行）》，《健康档案基本架构与数据标准（试行）》，WS/T 483—2016《健康档案共享文档规范》，WS/T 500—2016《电子病历共享文档规范》。

技术交换标准：国际医疗信息交换标准（HL7）；医疗健康信息集成规范（IHE）；医学数字成像和通信（DICOM）；区域卫生信息平台和医院信息平台技术规范；WS/T 447—2014《基于电子病历的医院信息平台技术规范》。

三、信息资源标准化建设思路方法

医疗卫生信息标准是整个卫生信息化顶层设计的重要组成部分，它紧密围绕我国卫生改革与信息化发展总体需求。统筹规划，有针对性地研制、推广和应用卫生信息标准，对顺利实现卫生信息化建设目标具有重要的支撑保障意义。

对于医院机构来说，进行信息资源的标准化建设任重道远，需要结合医院信息化建设现状，遵循统筹规划、分步实施的原则，遵循国家、行业卫生信息化标准，以构建并实施兼顾国内外标准且具有本院特色的信息标准体系，分阶段、分批次地进行标准的落地工作。部分标准需要结合实际进行自定义的补充扩展，才能保证标准的可落地性。

标准化是不断循环、不断提高、不断发展的过程。标准是标准化活动的产物，标准研制、标准应用同等重要。国家和地方出台了各类卫生信息标准，为卫生信息化建设提供了及时指导，但要标准切实发挥作用，还要解决标准覆盖范围不够广、现有卫生信息标准应用不够充分、标准依从性各不相同等客观问题。因此标准的实施落地、评价测试体系等都需要不断加强深化。

医院医疗信息有着复杂性和不精确性：医疗信息包含各方面的信息，而且信息量较多，分类项目也较多；医疗信息往往不太精确，在判断和处理上比较困难，需要业务人员有精湛的技术和丰富的经验，所以在标准的实际落实上困难重重。基础类标准和数据类标准中的信息化建设规范及信息模型等需要医院信息规划统筹安排；字典及术语类标准需要通过统一的主数据管理系统进行规范和解决，建立全院统一的标准主数据字典，通过主数据管理流程体系来保证标准的应用落地，保证主数据字典在各应用系统中的唯一性和准确性。数据集、数据元、共享文档标准化需要医院电子病历等主要的应用系统进行配合改造规范，以及医院数据中心的建设来落地实现。

另外，涉及医院的技术标准规范、传统应用系统因历史客观原因，很难完全一刀切地进行统一规范，需要建设基于企业服务总线（ESB）的集成交互平台来解决异构系统之间数据交互共享的非标准问题。应以 ESB 数据总线为核心,以医疗卫生行业标准、规范及指南为依据,搭建医院数据交换集成平台,建立统一标准的数据字典,建立一个可持续发展的 ESB 基础架构平台,整合、连接、集成以往运行系统中的应用层和数据层,并以此为基础构建未来各类新应用,有效杜绝各种异构和非标准化的信息孤岛系统的出现。

四、医院信息资源标准简介

1. 电子病历标准化

医疗业务行为的信息化和医疗活动资料的信息化采集、存储、管理、再利用是医院信息化建设的重要方面,而电子病历则是重中之重,为了能够提高信息共享的效率,电子病历必须具有良好的结构化、标准化的形式。

电子病历应该是基于国际化标准的结构模型,可扩展标记语言(XML)这种结构化描述语言非常适合描述病历这样复杂的内容,首先定义病历内容的结构,再逐步细化。电子病历病案采用数据库格式,主要包括首页、体温单、医嘱单、手术记录、化验检查等。另外,对于文书类医疗文件要指定标准的模板和规范的词汇,尽可能让各种信息采用结构化形式描述(图 16-2)。

原国家卫计委 2014 年发布了《电子病历基本数据集》(WS 445—2014)标准,对于电子病历的标准化建设有很好的指导意义。《电子病历基本数据集》作为重要的行业标准,其发布与实施必将有力地促进患者医疗信息跨机构、跨系统共享,为基于电子病历的医院信息平台开发提供必要的信息标准支撑。其主要包含以下 17 部分内容:

第 1 部分:病历概要;

第 2 部分:门(急)诊病历;

第 3 部分:门(急)诊处方;

第 4 部分:检查检验记录;

第 5 部分:一般治疗处置记录;

第 6 部分:助产记录;

第 7 部分:护理操作记录;

第 8 部分:护理评估与计划;

第 9 部分:知情告知信息;

第 10 部分:住院病案首页;

第 11 部分:中医住院病案首页;

第 12 部分:入院记录;

第 13 部分:住院病程记录;

第 14 部分:住院医嘱;

第 15 部分:出院小结;

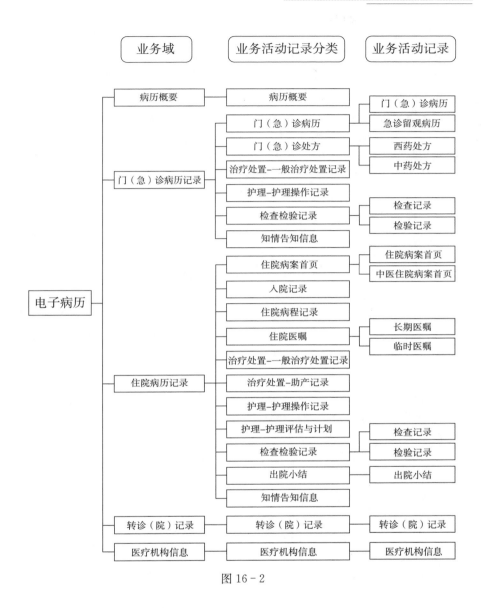

图 16－2

第 16 部分：转诊（院）记录；

第 17 部分：医疗机构信息。

2. 医疗设备信息标准化 DICOM

病人医疗信息产生于整个诊疗过程，如门诊挂号系统、住院登记系统、检验系统、影像系统等，各个业务系统完成自身业务，产生相关信息。在此过程中，从各类医疗设备采集辅助诊断信息，到整合成为完整的病人诊疗信息，需要解决医疗设备的传输接口标准问题,由美国放射学会(ACR)和美国国家电器制造商协会(NEMA)建立的医学数字成像和通信标准(digital imaging and communications in medicine,DICOM)满足了这些需求。DICOM 文件采用面向对象的思想设计和实现,其结构可分为文件头和数据集两部分,其中文件头用于区分此文件是否 DICOM 文件,数据集由一系列数据元素组成。每个 DICOM 文件都与一个信息对象定义(information object definition,IOD)实例相关联。每个 IOD 可分为像素数据和影像属性,前者记录图像各像素点的值,而影像属性则描述了病人的资料信息。

现在大型医院使用的 PACS 系统都是基于 DICOM 标准的,B 超、CT、胃镜等医疗仪器产生的医学影像可以通过 DICOM 3.0 兼容标准采集到 PACS 系统中,再实现与电子病历系统的集成。此技术已相对成熟。如今,DICOM 已经不局限于医学图像通信的范畴,它也规范了医学波形的交换,共定义了六种波形的 IOD,主要集中在心电图、血流动力学等方面。DICOM 波形文件的结构与传统的图像文件基本相同,其区别在于 IOD 数据是波形各点的原始值。PACS 系统应用 DICOM 标准实现了医学图像的统一存储和管理。随着 DICOM 标准的逐步完善,其他类型的医疗设备数据如心电图、血流动力学等信息的存储和交换也将逐步得到规范和共享。

3. HL7 交互标准

HL7(Health Lever Seven)组织成立于 1987 年。它的宗旨是开发和研制医院数据信息传输协议及标准,规范临床医学和管理信息格式,降低医院信息系统互联的成本,提高医院信息系统之间数据信息共享的程度。HL7 通信协议汇集了不同厂商用来设计应用软件之间接口的标准格式,它允许各个医疗机构的不同系统之间进行一些重要资料的通信。该通信协议的设计同时保留了相当的弹性,使得对一些特定需求资料的处理维持相容性。目前最新版本为 HL7 V3。

(1) HL7 标准的应用领域是医疗卫生服务行业及其相关领域的数据交换,其主要内容包括:

① 病人个人信息管理。

② 病人入、出院及转院信息。

③ 各类医院服务,如手术、检查、化验、用药、医用材料及饮食等服务项目的管理。

④ 财务信息管理,病人账户管理和医疗保险理赔、支付。

⑤ 检查、化验结果回报。

⑥ 档案管理、病案管理、医疗服务预约管理。

(2) HL7 的技术规范:基于国际标准开放式系统互联(OSI)公开系统内

部连接的最外层——应用层制定,因此,HL7 可以应用于多种操作系统和硬件环境,也可以进行多应用系统间的文件和数据交换。

(3) HL7 的运行环境如下:

① 点对点的 RS 232 连接、调制解调器或其他符合 OSI 标准的网络。

② LAN,支持 TCP/IP、DECENT、SNA、NFS 环境。

③ 多应用服务在同一物理设备上,如 Pipes in a UNIX System。

(4) HL7 信息传输格式:HL7 信息由以下几部分组成:

① 信息(message):HL7 共归纳了种信息类型(message type),每种信息类型用于定义信息目的和用途,每条信息由若干信息段组成(如 ADT 表示入院、出院和转院的相关信息)。

② 信息段(segment):HL7 共有 110 个信息段,每个信息段由组数据字段(datafield)组成,每一信息段都有相应的名称,用于界定其内涵或功能。信息段分为必须、可选、可重复 3 种类型。

③ 字段(fields):是一个字符串。字段须定义位置、长度、数据类型(HL7 共有 3 种数据类型)、选择类型、重复性。

④ 表(table):分为 HL7 标准表和用户自定义表两种。其中 HL7 标准表(118 个)为 HL7 规定必须使用的表;用户自定义表(185 个)为 HL7 推荐使用的表。

HL7 标准的通信协议参考了 ISO‐OSI 参考模型,通讯规则对应 OSI 模型第七层从应用程序到应用程序接口的概念定义,主要关注应用程序之间交换的数据、交换时间、交换规则以及应用程序间通信的特殊错误的定义,另外还定义了第六层的内容,如信息的语法和语义。基于 HL7 标准数据交换的基本原理是使每个系统按照 HL7 标准自由地进行消息交换,按照协议的通讯规则发送至接收系统,接收方进行解析,再转化为应用程序数据,从而实现系统间的数据交换。

HL7 适用于医院内部不同子系统之间交换病人信息、临床检验信息、医疗费用信息,同时也适用于医院之间、医院与保险公司、医院与上级主管部门之间大量的信息交换需求。基于 HL7 标准,各医院信息系统间的信息交换更加简单畅通,医疗信息得以更大范围地实现资源共享,方便了医院之间病人信息的交流,同时使医院间的会诊或转诊更加简单,信息共享渠道更加畅通。

4. IHE 标准

IHE 标准是由医学专家和广大医护工作者、相关政府部门、信息技术专家和企业共同发起的,目的是提供一种更好的方法让医学计算机系统之间更好地共享信息。IHE 强化了一些已有的通信标准,比如 DICOM 和 HL7 之间的协同工作,以便为临床工作提供特定的服务。用 IHE 概念统一起来的医学信息系统可以更好地和其他系统通信,更容易实施,并且使得医护人员可以高效率地获得相关信息。

IHE 的技术体系是一种详细的、严格组织的文档,这些文档提供了一种容易理解的指导,以便完成特定的系统整合。这种技术框架描述了在要求特殊流程和整合性能的系统之间,基于标准的事务处理[通常被定义为 IHE 角色(Actor)]。

IHE Actors:信息系统或者程序产生、管理,对信息进行操作,这些功能单元被称为 IHE 的 Actors。每个 Actor 都支持一组特殊的 IHE 事务处理。一个特定的信息系统可以包含一个或者多个 Actor。

事务(Transactions):事务处理是在 Actor 之间,利用现有的标准(比如 HL7 和 DICOM),通过 messages 来进行信息交换。每个事务处理都通过关联特定的标准和附加的明确信息,包括使用范例来定义,这种定义增加了大量的规范,确保系统在高层次可以进行交互操作。

5. ICD‐9 和 ICD‐9‐CM 手术编码标准

ICD‐9 是世界卫生组织在欧洲早期制定的标准上拓展、细化、补充、修订形成的。其用于疾病率与死亡率的统计,也可用于医院临床的疾病诊断与手术操作的分类、存储、检索及统计应用。ICD‐9‐CM 是 ICD‐9 在美国的临床修订版。ICD‐9‐CM 更适合于临床的需求,是疾病诊断相关分组(DRG)的基础。

6. ICD‐10 疾病编码与分类标准

ICD‐10 大大扩展了 ICD‐9,增加了疾病分类的数量与细致程度,并且适应于流行病学及保健评估的需求,编码方式亦更加科学实用。

1898 年在渥太华会议上提出了 ICD 的十年修订制度。ICD‐10 的修订中,变化最大的是引进了字母,形成字母数字混合编码。在内容上增补得更加详细,更能反映当前医学发展的现状,但其操作使用也变得更为复杂。

ICD‐10 由三卷组成,第一卷为疾病或情况的分类,第二卷为为 ICD 使用者提供的指导,第三卷为分类的字母顺序索引。共分 21 章,计 6.3 万个条目。此外还包括有肿瘤的形态学编码、特殊类目表以及已被世界卫生大会通过的定义、命名条例等。ICD‐10 的 21 章正文中,每一个疾病条目均设有二位或四位编码,其中第一位为英文字母,每个字母都与特定的一章有关,只有字母 D 和 H 除外;U 未编,备用。

ICD‐10 各章内容与编码范围:

第 1 章:某些传染病和寄生虫病(A00～A99、B00～B99)。

第 2 章:肿瘤(C00～C99、D00～D48)。

第 3 章:血液及造血器官疾病和某些涉及免疫机制的疾患(D50～D89).

第4章：内分泌、营养和代谢疾病(E00～E99)。

第5章：精神和行为障碍(F00～F99)。

第6章：神经系统疾病(G00～G99)。

第7章：眼和附器疾病(H00～H59)。

第8章：耳和乳突疾病(H60～H99)。

第9章：循环系统疾病(I00～I99)。

第10章：呼吸系统疾病(J00～J99)。

第11章：消化系统疾病(K00～K99)。

第12章：皮肤和皮下组织疾病(L00～L99)。

第13章：肌肉骨骼系统和结缔组织疾病(M00～M99)。

第14章：泌尿生殖系统疾病(N00～N99)。

第15章：妊娠、分娩和产褥期(O00～O99)。

第16章：起源于围生期的某些情况(P00～P99)。

第17章：先天性畸形、变形和染色体异常(Q00～Q99)。

第18章：症状、体征和临床与实验室异常所见,不可归类于他处者(R00～R99)。

第19章：损伤、中毒和外因的某些其他后果(S00～S99、T00～T99)。

第20章：疾病及死亡的外因(V00～V99、W00～W99)(X00～X99)、(Y00～Y99)。

第21章：影响健康状态与保健机构接触的因素(Z00～Z99)。

7. SNOMED 编码

系统化医学术语集(SNOMED)是多轴编码的医学命名法,它直接用于临床信息的表达,是美国病理学家学会(CAP)编著出版的当今世界上最庞大的医学术语集。其内容包括人体解剖学、生理学、病理学、组织形态学等基础临床医学,细菌学、病毒学、真菌学、寄生虫学及动物传媒体等病原学,生物化学、药物、生物制品等,物理因素和致病动因等,手术操作、处理、康复医学等,遗传学、性医学、免疫学、肿瘤学、酶学、核医学、化验及人体检查法等,诊断学、治疗学、护理学、医院管理学、医学社会学等,以及其他贯穿于各个专门领域的医学术语。SNOMED 已被译成 13 种语言,而且正在成为临床病案信息索引的标准。

8. LOINC

观测指标标识符逻辑命名与编码系统(LOINC)是一套通用的代码和名称,用于标识医学检验项目及其他的临床观测指标,旨在促进临床结果的交换与汇集,使其更好地服务于临床医疗护理、患者结局管理以及科学研究工作。

　　LOINC 由临床病理学家、化学家和实验室服务开发商组成的特别团体在哈特福德基金会、美国国立医学图书馆(NLM)和美国医疗法规研究署(AH-CPR)的支持下发展而成,其目标是产生一个用于 ASTME1238 和 HL7 实验室结果和观察信息前后关联的通用的检验代码系统。LOINC 数据库包括化学、毒物学、血清学、微生物学和一些临床变量的实验室观察报告的记录。目前数据库中大约包含 32 000 条观察术语,其中 20 000 条与实验室试验相关。LONIC 已被其他标准系统所认可,并已被合并到统一医学语言系统(UMLS)中。

第十七章　医院信息资源的集成与共享

一、当前医院信息集成共享现状分析

医院的信息化建设始于 20 世纪 90 年代，最初是围绕前台窗口服务，以门诊、住院收费为中心的医院信息管理系统（hospital information system，HIS）开始起步发展的。随着计算机技术和网络信息技术的快速发展，以及临床、科研、管理等各种需求的不断提出，相应的业务系统也相继被开发和实施，从单一的医院信息管理系统（HIS），到陆续实现了检验科信息系统（LIS）、电子病历（EMR）、放射信息系统（RIS）、医学图像存储传输处理系统（PACS）、体检系统、物流系统、医用消毒追溯系统、门诊慢性病管理系统、病理信息系统（PIS）、内镜系统（EIS）等。

不同时期上线实现的这些业务系统由于系统建设的厂商不同、数据库类型不同、系统设计思想不同、开发环境不同、开发技术不同、字典标准不同、数据结构不同等等，导致系统数据不共享，数据孤岛现象严重，操作层数据齐备，管理层却看不到相关数据。分散和多头的数据采集、传输、处理和存储，使信息的唯一性得不到保证，信息的可信度差，信息查找困难、效率低，系统使用的复杂性高；无统一的安全认证机制，使系统的安全性差。当系统数量增加时，集成的接口数量也增加，给集成工作量带来指数级的上升，影响了系统的可维护性，增加了系统的耦合度。当集成的某一方更新换代时，要求与其集成的其他方也要跟着改动，这就会带来连锁的系统稳定性、可靠性、功能性等一系列未知的影响因素的变化。集成的质量难以保证，部分厂商之间的集成没有日志，无法跟踪和监控，其之间的信息交互有没有成功难以知晓，增加了医院管理的难度，当集成出现问题时，往往很难协调。基于上述原因，医院信息资源的集成与共享必然成为医院信息化建设的主要内容（图 17 - 1，图 17 - 2）。

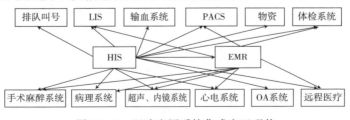

图 17 - 1　医院应用系统集成交互现状

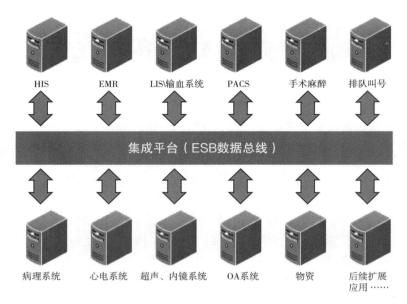

图 17 - 2　基于 ESB 的集成平台建设

二、医院信息集成共享必要性及目标意义

1. 医院信息资源集成与共享的意义

（1）充分利用已有的业务信息系统，保护原来在信息资源建设方面的投入和现有信息资源：医院的信息资源不仅包括大家所熟知的医院各类数据，还包括医院的管理与决策模式，而这种管理模式体现在电子化上就是医院的各类信息系统（例如，HIS、LIS、RIS、财务、药品管理等）。这些资源的收集、存储都花费了大量人力、资金与时间。医院应该充分利用好现有的信息系统和数据资源，将这些分离的"信息孤岛"连接起来，避免信息的多次重复输入，减少冗余信息，消除大量的垃圾信息，保证信息交流的一致性，保证部门之间可以进行信息共享，方便医院管理者统揽全局。

（2）可改善医患的关系：医院利用集成化的信息资源可以为患者提供全面服务。患者将视医院为一个整体，而不是一些分散的服务部门和临床业务部门；同时，将分散在 HIS、CIS、LIS、RIS/PACS 等各业务系统中的患者零散的医疗信息 360°呈现给患者，可使患者清晰直观地了解自己的身体健康信息。

对医院来讲，通过集成化的信息资源共享将医院内部不同的服务应用系统连接起来，可以为患者提供方便和即时的服务响应，服务人员也可以全面地掌握患者信息,即系统提供了准确和实时的服务和可靠的数据依据。

(3)优化医院内部的业务流程:利用集成化的信息资源,可简化医院内部的信息流,将医院传统的业务流程通过信息技术进行整合,实现医院内部业务流程自动化。

利用集成化的信息资源共享,可以减去不必要的数据重复输入,简化医院内部运作流程,将分散在医院内部不同地方的数据进行汇总,为领导决策提供服务。

2. 医院信息资源集成与共享的建设要求

(1)必须要构建统一的信息资源集成共享应用平台。

(2)实现数据集成功能。通过在信息资源集成整合及共享应用平台上开发数据集成的应用功能,实现对数据的自动存储、加工、分析和统计。

(3)整合医院业务信息系统。整合医院信息的应用及服务,建立医院信息系统的应用平台,实现对主要应用,如 HIS、EMR、LIS、PACS、OA 等的功能整合,提供统一的用户界面、访问入口和个性化的应用服务,使医院各级人员能够从单一的渠道访问其所需的信息,提高信息的共享程度。

(4)实现门户集成。平台的指标展现、报表展现、单点登录、应用系统整合与其他业务信息系统有机地统一和集成起来,实现与各专业信息横向互连互通和快速传递,提高医院信息资源的利用效率。

(5)建立辅助分析决策系统。通过医院范围内构建统一的信息资源集成应用平台,整合各业务信息系统,实现全面集成功能,初步建立辅助分析决策系统,充分利用数据仓库、在线分析和数据挖掘等技术,提高决策分析能力。

三、基于 ESB 的医院信息集成共享

1. 医院集成共享需求分析

随着医院信息化的逐步推进,医院业务协同和医疗智能化的呼声越来越高,由一家软件公司来实现医院的所有业务系统是不现实的,这就需要建立一个稳定的 ESB 中间平台,以解决医院大大小小业务系统的数据集成共享的交互问题。

从横向看,医院内部运作的业务系统需要进行大量的信息交换,比如计费系统和门诊药房系统之间需要共享病人信息、交费记录、药品信息等,医生工作站系统需要和手术系统共享手术安排信息和病人体征信息等等。

从纵向看,在医院内部,病人的电子健康档案信息是一个纵向不断增加的信息集合,准确和连续的医疗行为信息是高质量医疗活动的基础和保障。在医院外部,需要向医疗保险机构、区域卫生信息平台、卫计委等部门提供病人就诊信息的完整治疗记录和电子病历,上报重要的个案信息和管理统计

信息。

医院集成交互共享平台的功能需求如下：

（1）实现医院各业务系统之间的互联互通：这是医院业务系统整合的首要需求，它打破了传统的点对点连接模式，重点解决了医院信息系统间的系统异构集成、数据共享和数据交换传输标准等关键性技术问题。全院各个应用系统均与医院信息平台互联，实现相互之间的数据交换和应用服务的调用。从集成的层面上，需要考虑数据层面、应用/服务层面和流程层面，即各系统在数据层面可以相互交换，在应用层面可以互相透明，在流程层面可以实现全院级的业务协同。

（2）建立全院的临床数据中心：医院集成平台在互联互通的基础上整合医疗业务和医院管理的数据，即建立全院级的信息资源中心。从现有业务系统中抽取数据，经过加工处理形成全院的临床和管理数据仓库，在此基础上进行数据挖掘，为医疗服务质量改进和管理水平提升提供决策支持。

（3）医院信息资源二次开发利用的需求：是基于医院内部系统协同、数据整合及信息资源的二次利用，通过网络化的手段为病人提供诊疗服务，方便患者就医。为患者提供短信、门户网站、手机 App 预约挂号，定期推送健康指南、定期进行健康评估，患者可以通过注册账户查询历次的处方、就诊情况、检验检查报告、体检报告等诊疗信息。

（4）形成全院级患者主索引（EMPI）：医院信息整合要解决的关键问题是患者信息不统一。目前医院各个应用系统均有患者基本信息，但是数据的标准、维护的方式不统一。临床医疗活动均是以患者为主线的，如果患者的信息不统一是无法实现医院信息管理系统、电子病历等数据整合的。因此，必须要建立全院级统一的患者主索引，并以此为基础实现医院数据层面的整合，包括电子病历的数据整合以及医院业务和管理数据的整合。临床医疗服务人员通过全院级的电子病历去记录和查阅服务对象在所有医疗活动中产生的信息，而掌握这些信息有利于提高医疗水平，降低医疗风险。

2. 集成关键技术介绍

医院信息集成包括三个方面的内容，即界面集成、数据集成、应用集成。这三种集成解决不同方面的问题。界面集成的含义是应用程序界面之间相互关联引用合成，包含统一身份认证及单点登录（SSO）；数据集成是指应用系统的数据库系统之间的数据交换和共享，以及数据之间的映射变换，常采用抽取、转换、装载（extract transform load，ETL）工具实现；应用集成指应用程序之间实时或异步交换信息和相互调用的功能，可以采用公用对象请求代理程序体系结构（CORBA）、企业 Java 组件（EJB）、分布式组件对象模型（DCOM）、WebService、HL7 等标准，采用消息和企业服务总线等中间件实现。

（1）ESB集成总线：企业服务总线（enterprise service bus,ESB）是传统中间件技术与XML、Web服务等技术结合的产物。ESB提供了网络中最基本的连接中枢，是构筑企业神经系统的必要元素。ESB的出现改变了传统的软件架构，可以提供比传统中间件产品更为廉价的解决方案，同时它还可以消除不同应用之间的技术差异，让不同的应用服务器协调运作，实现了不同服务之间的通信与整合。从功能上看，ESB提供了事件驱动和文档导向的处理模式，以及分布式的运行管理机制。它支持基于内容的路由和过滤，具备了复杂数据的传输能力，并可以提供一系列的标准接口。

集成平台数据的集成业务主要基于ESB技术实现。ESB集成引擎是整个医院信息集成平台的核心，主要承担数据和消息的通信传输功能。它提供了一种开放的、基于标准的消息机制，通过简单的标准适配器和接口来完成粗粒度应用（服务）和其他组件之间的互操作。ESB支持异构环境中的服务、消息，以及基于事件的交互，能够满足医院异构环境的集成需求。通过集成平台，可消除信息孤岛，优化业务流程，实现信息互通共享，方便各类业务数据的采集、传递、存储和使用管理，使医护人员、决策者、管理者能及时准确地获取所需信息，提高工作效率。

ESB具备与各业务系统集成的功能，包括但不仅限于患者信息、门诊处方、住院医嘱、检验业务、检查业务、电子病历、手术麻醉业务、护理业务、移动医疗业务等，遵循主流医疗信息技术交换集成规范，如HL7 V2、HL7 V3及HL7 CDA等，可制订院内各信息系统交换标准，并于技术上指导相关厂商进行规范化集成，同时支持WebService、Database等其他集成方式，可实现非标准系统的集成。

（2）消息通信总线：ESB是一种可以提供可靠的、有保证的消息技术的新型中间件技术，是网络中最基本的连接中枢。粗粒度的XML通信协议，以及实际交付消息的面向消息的中间件内核是ESB的主要元素。

XML独立于操作平台和编程语言，有强大的自描述能力，因此，它成为构建ESB消息通信总线的实际标准。消息通信总线常采用Java消息服务（JMS）、超文本传输协议（HTTP）、简单邮件传输协议（SMTP）等不同协议来实现服务之间通信和交互，支持同步和异步两种通信方式。同步通信主要指请求/响应模式，而通过引入中间代理如主题或队列可以实现服务请求者和提供者之间的异步通信。

（3）数据转换：连接到ESB上的服务通信所使用的消息格式各异，为了实现它们之间的通信和交互，ESB必须将基于XML的消息转换为目标服务所能理解的数据格式。XML提供了强大的信息表示和转换能力，一方面可以将其他格式转换为 XML 格式来进行处理和向前转发,另一方面可以根据需要将 XML 转换为其他格式,可以采用可扩展样式表转换语言(XSLT)和 XML 查询语言(XQuery)等技术来实现。

它提出了通用数据格式的概念,即在该分布式集成系统中存在某种通用和标准的数据格式能被连接到 ESB 上的所有服务所理解。这种转换服务是分布式部署的,避免了传统的企业应用集成在中央集线器上进行集中转换所引起的性能瓶颈。

(4) 基于内容的路由:基于内容的路由,指的是请求消息的服务序列可以根据实时消息或事件的内容或属性决定。当一个 XML 服务请求消息进入 ESB 后,它通常要经过一系列中介者(mediator)即服务协作结点,形成一条 XML 消息的路由路径或服务序列。XML 消息必须经过这条服务序列来完成一次完整处理,最后才被送到正确的目标服务提供者。其具体路由流程为:① 路由规则编辑器根据相应的路由规范生成基于内容的路由规则;② 来自服务请求者的请求消息中的关键部分被识别出来,并与基于内容的路由规则进行比较,以此来决定该消息的下一步处理;③ 结果送到正确的服务提供者,或者转发到下一个路由器进行处理。ESB 中的基于内容的路由具有动态性、分布性、容错性等特点,非常适合高度分布式的网络。

(5) 事件驱动机制:根据高德纳(Gartner)咨询公司的观点,现代灵活的企业 IT 基本架构模式是面向服务和事件驱动的。事件驱动体系架构(EDA)和面向服务体系架构(SOA)是两个互补的架构。SOA 使用的时机是业务问题需要一个请求/响应或者实时解决方案,同时客户需要事先知道该服务提供者。EDA 使用的时机是业务需要单向消息收发,涉及长时间运行的异步流程,同时事件源不需要知道事件接收者是谁。松散耦合的系统中的各部分进行通信和交互时不需要相互知晓通信协议和要求,显然,这种系统利用异步消息技术比同步协议更容易实现,而 ESB 可以为这种松散耦合系统的异步交互机制提供一个基础性的骨干通路。

ESB 模式的一个重要方面就是其强调服务间面向消息和面向事件的通信。来自服务请求者的消息被当成事件,事件的发起者不用明确了解事件接收方,事件管理器负责注册和注销事件,而在总线上注册的服务只关心和处理它收到的事件,它根据定义的主题的层次结构来选定自己感兴趣的消息。事件驱动机制的引入,能更加准确地反映现实世界中各种商业处理模式的异构性和通信交互的异步性。

(6) 数据集成 ETL:实现数据的抽取、转换和加载(ETL),实现对医院各应用数据库的无缝抽取和各应用数据库与医院集成平台数据仓库之间的集成。数据仓库依赖于数据整合功能:抽取源数据,通过数据清洗、数据转换,装载到数据仓库中;同时按照数据集市和数据挖掘建设的要求,通过复制或重组,加载到数据集市或数据挖掘数据存储中。

① 数据抽取功能:对数据的访问包括数据源和目标数据库两个方面,选用的 ETL 工具应支持各种关系型和非关系型的数据源,抽取步骤负责将数据挖掘、分析、决策系统数据仓库所需的数据从各个相关的业务系统数据源中提取出来。由于各个数据源内的数据及其质量各不相同,因此针对每个数据源可能都需要建立各自独立的抽取流程。抽取流程的目的在于将数据从数据源抽出并通过一组通用接口传送给数据抽取架构中的清洗与转换步骤。

② 数据清洗功能:利用数据抽取工具,实现数据的清洗:把原始数据从基础业务数据集中提取出来,进行必要的数据过滤处理,包括:剔除对决策应用没有意义的数据字段,剔除数值异样的数据记录,剔除内容不完整的数据记录,剔除重复的数据记录。清洗后的数据可以确保有效性和完整性。

数据抽取过程中对数据进行需求分析,以基于用户视图的规范化的数据流分析为主线,整理并规范表达医药卫生业务中数据的各种格式和表达方式,准确把握用户视图的产生、传输、处理和最终利用等各个环节的数据流程,为下一阶段的数据建模准备充分的业务资料,打下坚实的分析基础。

③ 数据转换功能:为满足数据挖掘业务应用,数据在进入数据仓库之前都要经历一定的转化的过程。数据转换平台应有多种转化程序以确保其可以满足客户对各种数据进行净化、重组、关联、标准化和求和的需要,从而使数据更为准确和有用。转化程序应包括但不限于预定义函数和脚本批处理等功能,需要提供以下几种基本的转换功能:

简单变换:简单变换是所有数据变换的基本构成单元。这一类中包括的数据一次处理只针对一个字段,而不考虑相关字段的值。

集成:集成是将业务数据从一个或几个来源中取出,并逐字段地将数据影射到数据仓库的新数据结构上。

④ 数据加载功能:作为数据规范化工作流程的最后一步,加载流程负责将数据加载到最终数据结构中,这些结构可能是维度表,也可能是事实表或者事务表等。加载步骤中的关键组件是代理键管道,它主要用于将加载完成的数据表内自然键替换成代理键。代理键管道应该具备高速的处理性能,通道内维度表的主键与外键仍然得到保留,在加载结束以后,一些约束条件将被去除而仅保留自然键。

(7) 基于 CDA 标准的集成交互:CDA 是 HL7 第三版标准(HL7 V3)的一部分,专门规定临床文档内容的标准化。CDA 只规范文档内容表达,不涉及文档的交换机制。在一个完整的文档解决方案中,还必须定义交换标准。例如,IHE XDS(跨企业文档共享)集成规范家族就包括了文档交换和发布、订阅的基础架构(通过 WEB 服务传送的 ebXML 消息),以及不断扩展的临床信息内容标准(大部分内容标准基于 CDA)。在此我们只讨论文档的内容规范。如其名称所示(字母"A"表示架构),CDA 提供了一个能够表达所有可能文档的通用架构。所有的 CDA 文档都用 XML 编码表达。

CDA 文档传输是建立在 TCP/IP 网络传输标准基础上的。TCP/IP 是第六层(level 6)的通信标准,其上是 XML 的传输标准,故网络传输打包的标准是 TCP/IP,而打在包里的是 XML 文件。医疗文档框架 CDA 是完全符合 XML 标准的,而 XML 是一种通用的数据交换格式。虽然非 CDA 标准的 XML 可以发送、接收和显示,但是所呈现的内容只能让人看懂,而计算机不能理解,因此使医学文档符合 CDA 标准,让计算机可以自动传输并理解语义,对于医生全面了解病人病情,以及疾病控制、辅助诊断、医学科研等具有非常重要的意义。

共享文档是为了实现不同医疗机构之间电子病历信息或健康档案信息的交换或共享而建立的一种指定结构和语意的文档标记标准。它包含两个层面,在语法层面上规定了共享信息的数据结构或格式,在语义层面上规定了共享信息使用的数据类型标准(编码或术语标准等),并有以下特点:

① 持久性:一个共享文档在一个被定义的局部和调整好的需求内会在一个时间段内保持稳定不变。

② 可操作:一个临床文档是由一个受医院所委托的人或组织维护。

③ 可鉴定:一个临床文档是一组有法律效应的临床信息集合。

④ 整体性:文档鉴定适用于整个文档,并非只适用于整个文档的一部分。

⑤ 可读性:一个临床文档是便于人们阅读的。

四、医院信息资源集成共享的应用

1. 主数据管理

统一的、标准的数据字典是对抽取的数据进行清洗的依据和基础,同时也是各信息系统实现数据共享的基础。建立统一的数据字典,不仅可以为将来接入的医疗系统提供标准、统一的数据接口规则,方便新系统的接入,还可以为医院信息资源的准确性、唯一性提供保证。

通过建设医院基础数据字典主数据,进行字典主数据管理,解决了科室代码,职工身份、药品字典、收费项目字典等主要关键字典数据在异构系统中的非唯一性和机构内非标准化的问题,直接影响到统计、核算、上报等应用中的数据的准确性和可用性。通过主数据管理,可实现集中统一的医院主数据管理流程体系,实现主数据整个生命周期的全过程管理,解决数据的一致性和规范性问题,为医院业务应用提供集成、全面、准确和规范的主数据服务支持。

2. 患者主索引（EMPI）

患者主索引（enterprise master patient index，EMPI）是指应用特定的算法实现医疗机构内患者标识信息的创建、维护，可以协助医疗人员对病人进行有效的检索。EMPI能够根据各种不同的业务系统所提供的患者标识信息进行重新组织并生成患者的唯一标识编码，根据此编码能找到分布在各业务系统中的患者的所有医疗信息，同时消除重复的患者数据。

目前患者基本信息存在于多个业务系统内，数据的标准不统一、维护的方式不统一，而临床活动是以患者为主线的，如果患者的信息不统一，就无法实现电子病历等数据的整合。因此建立面向院区信息应用系统的统一的患者主索引，以此为基础实现医疗数据层面的整合，便于临床、教学活动中展现统一、完整、连续的患者诊疗信息，可以智能地协助临床医护人员对病人有效地进行搜索。

EMPI同时提供一个患者主索引服务，提供给其他第三方应用程序访问和调用，利用主索引可获得完整而单一的病人视图。EMPI可以通过集成平台对外提供服务，各业务系统都可以通过EMPI提供的接口使用EMPI来检索相关的患者信息。最终使患者主索引可以进行跨系统的信息交互，从而达到信息共享及互操作的目的。

3. 单点登录及统一身份认证

单点登录及统一身份认证是医院信息平台应用层的核心应用之一，其目标是解决全院范围内众多应用系统的统一用户管理和统一认证，实现机构、用户、角色的统一管理。

统一身份认证利用统一存储的用户基本信息及用户应用系统访问权限信息，可方便企业应用系统的调用，从而实现统一认证、统一管理和授权。简单身份认证方式是系统通过核对用户输入的用户名和口令，看其是否与系统中存储的该用户的用户名和口令一致来判断用户身份是否正确。

为了更好地处理医院访问平台自身用户的整合、院内业务服务的整合等，需要规划建设统一认证授权管理系统。它以"统一身份标识，集中登录认证，统一用户管理"为建设目标，形成对医院内部用户身份的整个生命管理，并为医院内部应用系统登录、远程访问、网络接入等提供高可靠性的身份认证及单点登录。

4. 临床数据中心（CDR）及全息视图展现

临床数据中心（clinical data repository，CDR）是EMR文档存储中心，它将一个患者在某一医疗机构内的所有临床活动所产生的临床文档集中存储在一个物理或虚拟的介质内，方便各种临床业务角色调阅该患者某个或某些临床活动的EMR文档。

医院临床数据中心以患者为中心，整合收集各种应用系统、临床的数据，为医务人员提供完整、统一的患者个体数据。

它的特点如下：① 是以病人为中心集成并统一组织的。② 具有统一的患者主索引和医疗记录索引。③ 面向病人的医疗过程，为个医疗环节提供信息数据支持。④ 具备长期和多类型的数据管理能力，以及医疗记录归档机制。⑤ 具备多样化的服务功能，如电子病历浏览、电子病历数据提取、直接数据访问服务等。

医院临床数据中心是所有病人医疗结果和其他临床数据的一个中心存储仓库。时间推移，单个病人的信息量也随之增长，为了长期获得该病人的信息，需要对其信息进行长期存储。这时，就出现异构下的数据的长期管理问题。而医疗文档库，就是把医院信息系统中各个业务系统的数据库中的信息抽取出去，通过归档的形式形成一个静态的文档，放在中间文档库。即CDR 将来自多个系统的、由不同厂家建立的数据库信息，全部收集起来归入文档库。它是一个面向主题的、集成的、可变的、当前的细节数据集合，用于支持医院对于即时性、操作性、集成的全部信息的需求。

临床数据中心的整体设计应参考 HL7 参考信息模型（RIM），遵从 CDA、IHE 等国际标准进行开发。对各类临床数据进行标准化、结构化表达、组织和存储，以及在此基础上开放各种标准的、符合法律规范和安全要求的数据访问服务，为医院的各类信息化应用提供一个统一的、完整的数据视图（病人的统一视图包含病人的既往病史，临床检验、检查，病历，手术、病程记录，医嘱情况等），构建数据中心，最终实现辅助改善医疗服务质量、减少医疗差错、提高临床科研水平和降低医疗成本等主要目标。

5. 决策支持及商业智能（BI）应用

要有效地利用医院信息资源，需要强大的工具对数据进行分析，以提取决策支持信息。BI 系统是通过数据仓库等先进技术进行数据挖掘和处理的工具，提供使医院可迅速分析数据的技术和方法，并将这些数据转化为有用的信息，然后提供给各级领导进行决策。决策支持 BI 系统主要分数据中心平台和决策支持平台两大部分。数据中心平台由数据接入、归档系统和管理系统等组成，决策支持平台由院长决策支持、实时运营监控、科室管理分析等功能组成。

第十八章　医院信息安全和网络安全

随着"互联网＋医疗"时代的到来以及医疗卫生改革的深入,信息系统日益成为提高医院管理水平和服务质量的有力手段。但在医院对信息系统依赖程度越来越大的同时,信息安全的风险也在不断增加,信息和网络安全面临新的挑战。

我国卫生行业信息安全领域的工作刚刚起步,缺乏系统的安全建设体系架构,因此建立完善的医院信息安全体系具有非常重要的意义。

医院信息安全是持续改进的过程,不能只单纯地依靠信息安全产品来解决,还需要建立和运行一套良好的安全管理制度并严格执行。本章主要介绍医院信息安全建设体系架构,包括政策法规和技术标准、信息安全技术、信息安全管理等内容。

一、医院信息安全建设体系架构

医院信息安全体系建设的好坏决定着医院信息系统和医院各项业务系统能否正常、良好地运转。医院信息安全体系由一组相互关联、相互作用、相互依赖、不可分割的信息安全保障要素组成。在此框架中,以信息安全政策法规和技术标准为指导,融合信息安全技术保障群、信息安全管理保障群等,构成一个全方位、多角度、协同保障的安全体系架构。其中政策法规与技术标准是总纲,安全技术是执行主体,安全管理是后方保障。

二、政策法规与技术标准

国家对信息安全高度重视,由国务院和各部委颁布了多套有关信息和信息系统安全的政策法规与技术标准。原卫生部于 2011 年为贯彻落实国家信息安全等级保护制度,规范和指导全国卫生行业信息安全等级保护工作,按照公安部《关于开展信息安全等级保护安全建设整改工作的指导意见》,结合卫生行业实际,研究制定了《卫生行业信息安全等级保护工作的指导意见》,对卫生行业信息安全工作的目标、原则、机制、任务等方面做了明确的要求。这是我国医院信息安全工作的直接指导纲领。此外,原国家卫计委以及各省市卫计委在信息化建设的相关文件中,对信息安全建设做了具体的指导,明确要求各级医疗单位要高度重视信息安全等级保护工作。例如原江苏省卫计委为进一步推动、规范江苏省卫生计生信息系统安全等级保护工作,提高信息安全保障能力,于2016年3月编制并颁布了《江苏省卫生计生信息系统安全等级保护工作指南》,指导本省本行业信息系统安全等级保护工作,明确要求各级医疗单位要高度重视信息安全等级保护工作。

信息安全等级保护是指对信息系统分等级进行安全保护和监管,对信息安全产品的使用实行分等级管理,对信息安全事件实行分等级响应、处置的制度。简单而言,就是将全国的信息和信息载体按照重要性和受破坏后的危害性分成五个安全保护等级(从第一级到第五级逐级增高)。定级后,二级及以上系统需到所属地公安机关备案,公安机关审核合格后颁发备案证明,各单位各部门根据系统等级按照国家标准进行安全建设和整改,委托测评机构进行等级测评,公安机关定期开展监督、检查。

三、信息安全技术保障群

信息安全技术保障群是信息安全体系中的主体,是系统安全的主要执行角色。安全技术保障群由主机安全、网络安全、终端安全、物理安全、应用安全、数据安全等六个部分组成。

1. 主机安全

主机是负载最为重要的数据库系统和各个业务系统的服务端,是应当优先保证的安全系统。主机安全是指保证主机在数据存储和处理时的保密性、完整性、可用性,它包括硬件、固件、系统软件的自身安全,以及一系列附加的安全技术和安全管理措施,从而建立了一个完整的主机安全保护环境。

主机安全技术包括身份鉴别、访问控制、系统安全审计、入侵防范、灾备能力、恶意代码防范、资源控制、剩余信息保护、虚拟主机隔离、虚拟主机安全、基础软件安全(操作系统、数据库加固和安装补丁)等。

2. 网络安全

网络是现代医疗信息的载体,是整个信息化体系中的传输神经系统,主机系统与前台应用之间依靠网络进行连接和通讯,所以网络安全是安全技术保障群中的纽带。

网络安全包括网络架构的安全、网络关键设备安全、网络隔离、网络接入与传输、入侵检测与防御、网络安全审计、无线安全措施、网络管理软件安全等。主要技术手段包括网络层身份认证、网络资源的访问控制、数据传输的保密与完整性、远程接入的安全、域名系统的安全、路由系统的安全、入侵检测、网络设施防病毒等。在网络建设过程中必须对网络和信息系统进行安全域划分,建立隔离保护机制,并且在各安全域之间建立访问控制机制,杜绝未授权的非法访问现象。应部署网络管理体系,管理网络资源和设备,监控网络系统的运行状态,对关键的通信线路、网络设备提供冗余设计,降低网络故障带来的安全风险。在各安全域的边界，综合部署网络安全访问措施，包括防火墙、入侵检测、虚拟专用网（VPN）等，建立网络安全防护体系。

3. 终端安全

终端是医院信息系统的主要触角和边界，也是最容易受到入侵和攻击的场所，是安全技术保障群中比较脆弱的环节。终端安全实质就是识别终端安全风险，使用安全操作系统或相应的系统加固软件进行系统加固，构建终端风险体系并对终端风险进行安全管理，从而降低和避免终端安全风险事件的发生。

终端安全防护主要包括对风险的有效管控，对操作系统口令进行检查和身份识别，以便能有效地防止非授权人员登陆终端非法窃取信息。应对终端进行网络访问控制，防止终端违规互联，防止信息因共享等方式进行违规流转，防止木马、病毒在信息系统内大规模爆发。中心信息的防扩散和防泄密措施应有效控制信息的知悉范围，明确信息流向。应对管理人员的操作进行安全监控，规范管理员的操作行为，使安全问题的责任追查工作简单、明确。

4. 物理安全

物理安全涉及整个系统的配套设备和设施的安全性能、环境安全以及系统可靠运行等，是信息系统安全运行的基本保障。物理安全包括信息系统物理安全、设备物理安全、环境物理安全等。

为保证信息系统的安全可靠运行，降低或阻止人为或自然因素对硬件设备安全可靠运行带来的安全风险，对硬件设备及部件应当采取适当的安全保护措施。医疗信息系统包括软、硬件，其硬件设备只有在严格的环境条件下方能稳定、可靠地运行，环境安全包括了恒温、恒湿、高洁净度、抗静电、防火、防水、防尘、防电磁干扰、高供配电质量、系统安全等。

中心机房安全是物理安全的核心。机房的建设是一项具有高复杂性，涉及多方面技术的综合性系统工程，它交叉融合了多项专业系统，如装修系统、电气系统、消防系统、集中监控系统、空调新风系统、防雷接地系统、机房弱电系统等，各系统能否稳定运转和相互配合全依赖于方案设计时考虑的缜密性。

5. 应用安全

随着医院各临床科室对信息系统的需求越来越强烈，对信息系统的依赖程度越来越大，医院信息系统上线数量逐渐增加，所暴露出来的安全问题也越来越多，一旦应用系统出现安全事件导致系统宕机，将大大影响医护工作者的工作效率以及患者对医院的信任。应用安全是整个安全体系的集中体现，其安全问题大多在应用中被觉察、发现，并启动整个安全体系协同应对。

目前医院应用系统的安全主要以事件发生前—事件发生中—事件发生后为主线，对用户从登陆应用系统前的身份鉴别到登入系统中的访问控制到退出系统后的系统审计三个方面进行全面的校验、监控、审计与防范。

医疗应用系统应采用密码技术保证通信过程中数据的完整性,对登陆用户进行身份标识和鉴别,且提供用户身份标识唯一鉴别和信息复杂度检查等功能。采用访问控制技术,通过对用户访问资源的活动实行有效的监控,使合法的用户在合法的时间内获得有效的系统访问权限,防止非授权用户访问系统资源。利用系统审计技术对系统安全进行审核、稽查与计算,即在记录一切(或部分)与系统安全有关活动的基础上,对其进行分析处理、评价审查,发现系统中的安全隐患,或追查出造成安全事故的原因,并做出进一步的处理。

6. 数据安全

医疗数据安全是医院信息安全的最主要防护重点,是整个安全防护的最重要核心。医疗数据覆盖面广,数据量大,信息种类繁多,并且每天 24 小时不间断运行,一旦数据被破坏或丢失,会给医院造成不可估量的损失。无论是前台应用、主机服务的提供、网络的传输抑或是物理环境中存放的核心内容,都是"数据"。医院信息系统中存放的病人资料,对医疗服务、医学科学研究和教学、医院的运营管理而言,都是无价的宝贵财富,所以数据安全是技术安全中的核心。

数据安全的总体要求是信息的采集、处理、存储、传输、删除、备份、恢复等全过程须提供身份鉴别、访问控制、系统审计、权限控制、日志记录、传输加密功能,对关键、特殊字段加密存储,建立安全管理制度等必要的安全机制,保证数据的完整性、保密性、可用性。应对重要业务数据进行时间小颗粒度的数据备份,同时要做到异地数据备份和备份介质场外存放。要采用冗余技术设计网络拓扑,避免关键节点、数据节点存在单点故障。同时应对数据所承载网络设备、通信线路和数据处理系统设置硬件冗余,保证系统的高可靠性。

四、信息安全管理保障群

安全管理是安全体系中的后方支持与保障。前方,安全技术在战斗,在"保家卫国";后方,安全管理的举措一定要跟上,要有力支持前方。

医院信息系统安全管理要从安全管理机构、安全管理制度、应急管理、隐私保护、系统建设安全管理等多方面入手,全面展开系统安全规划和建设。将安全技术手段与管理相结合,建立起医院信息安全防护体系,最终达到保护医院信息系统安全的目的,更好地为患者提供医疗服务。

1. 医院信息系统安全风险规避管理

(1)医院中心机房管理:设定专门人员管理中心机房,设定机房门禁权限。无关人员未经允许不得进入机房,非现职持证人员不得上机操作。进入机房前必须穿防静电鞋套,进入机房人员应自觉维护机房内整洁。机房内严禁烟火,并备有防火、防盗、防破坏等安全设施。机房应有专人负责管理,专人巡检,监控系统安全运行,做好机房日志记录。中心机房内相关项目实施工作完成后,机房管理员需要与项目负责人一起查看并确认项目实施情况,以保证设备正常运行。

(2)服务器安全管理:严禁在服务器用电线路上加载其他用电设备,严防服务器断电。采取存取控制,将权限分级(普通用户、特殊用途用户、管理员、超级用户等),对不同的人分配不同等级的安全用户身份。用户进入服务器时采用身份验证,包括输入用户名和口令,从而限制对系统的恶意使用。严禁擅自对服务器参数进行改变或修改,严格记录相关修改日志。必须对服务器进行有效监控与管理,包括设备巡查记录、服务器运行情况记录和用户的监控记录等,此外,需要记录每天运维人员登录服务器后的所有操作。

(3)医疗信息数据安全管理:定期进行数据库备份,防止因人为破坏性操作、网络病毒攻击或其他原因引起的数据破坏。建立访问控制,保证数据库访问的三层验证,定期修改数据库的密码。建立具有审计、监测与漏洞评估功能的数据库入侵防御检测系统。任何部门进行数据调取前必须履行相应的申请审批流程。

(4)网络安全管理:网络安全管理参考我国公安部颁布的《计算机信息网络国际联网安全保护管理办法》条例进行。医院信息中心网络管理人员负责对全院系统的主干网络安全进行管理、检查,一旦发生安全不良事件,信息中心应及时向主管部门报告并积极实施应对措施。各部门、科室分配一名负责人分管科室网络安全协查,并与信息中心签署"网络接入部门安全督查责任书",定期检查记录部门网络日常安全事项。未经审批授权,任何人不得将院内系统与外网连接,不得将带有存储设备驱动器或接口的系统接入医院内网。院内进行建设和施工,不得损害医院网络的安全,确需更改时,须经审核批准方可实施。

(5)信息系统使用人员安全管理制度:依照标准操作,定期保养,定期进行病毒查杀。系统出现异常时,应及时报请信息部门维修。严禁擅自登录他人的系统进行相关操作。严禁将设备用于处理私人事务。未经许可,严禁安装软件、外接设备。严禁私自拷贝或下载医院有明确保护规定的资源。及时对重要文件和信息进行备份。相关人员在离职前应到信息部门办理注销手续,信息部门对其过往所使用的系统设备进行安全检查。

2. 医院信息系统安全风险应急管理

(1)系统安全故障的应急处理:一旦出现安全不良事件,发现人员应迅速向科室负责人和信息中心或总值班室汇报并请求帮助。信息中心得到信息安全问题汇报后应先进行记录,再进行安全问题排查。可先实行电话指导或远程协助,无法解决问题时,应迅速到现场解决。如现场仍无法解决,应立即与系统相关公司取得联系,获取相应有效的技术支持。在系统故障期间,相关科室采取应急方式进行数据录入,在系统恢复后,迅速完成对重要数据的补录。问题解决后,信息中心应尽快组织相关讨论会,分析故障的原因,制订相应的应对措施,并适时上报上级领导。

(2)服务器故障的应急处理:系统服务器发生安全故障时,应及时做好数据库的备份工作。当主服务器中某台服务器发生安全故障时,应将所有资源迁移到备用服务器上。然后立即进行检测,查看服务器日志、数据库日志,迅速查明原因,给出解决方案并予以执行。如在短时间内无法找到原因并解决故障,应立即寻求专业技术支持。群集系统发生安全故障导致虚拟服务、磁盘阵列等资源无法访问时,应先启动单台服务器,在单台服务器运行正常情况下,尝试恢复群集系统,如无法恢复,则在医院业务较少的时段启动紧急处理预案,并联系相关公司人员指导恢复,迅速完成恢复方案的敲定并执行。病毒服务器发生安全故障时,先进行恢复,短时间内无法恢复的,先以兼容机替代工作。

(3)网络故障的应急处理:由于病毒侵入导致网络瘫痪的,应迅速断开外部连接,彻底杀除病毒并恢复业务系统的正常运行,再逐步开放外部连接。当遇到病毒报警时,应迅速排查该病毒的相关信息并及时进行清除,如为最新的未知病毒,则立即删除可疑感染文件,终止可疑进程或者在组策略中禁用,直到安全后进行相应记录。当某个终端设备受到病毒侵入时,应立即关闭,等待信息中心人员通知后再开机。当监测到服务器或者其他系统遭受黑客攻击时,应迅速找到攻击源,立即锁定攻击源的 IP 地址并切断攻击,必要时断开服务器以保证数据安全。如果攻击源来自外网,则迅速断开外网,待建立安全防御体系后再接入外网。攻击解除后完成相关记录。

(4)数据故障的应急处理:如果服务器数据出现异常,应立刻停止相关操作并查明原因,同时对实时数据进行备份保留。存储系统连接丢失、物理损坏致使数据不能存储或数据丢失时,先使用最近的有效备份在服务器本地磁盘建立数据服务,并协调各部门补录差异数据,排除硬件、病毒方面的原因,待存储系统恢复后建立正常的数据服务。

3. 统一安全监控管理

建设信息综合运维管理平台,实现对主机设备、存储设备、网络设备、安全设备等信息基础设备的综合监控,全面了解医院设备的运行状态,及时发现信息系统基础硬件设备的运行瓶颈和故障。对医院所有业务系统的可用情况、响应情况进行监控。通过对信息系统基础设备配置信息以及配置项关系的管理,建立一个以应用系统为单位的业务关系模型,利用该模型可实现对业务系统发生异常时的信息故障定位以及影响范围的预警。结合不同信息手段对医院信息中心运维人员提供预警提醒,将系统运维方式由传统的"事后补救"转变为较为先进的"事先预防"。

4. 安全人员管理、教育和培训

录用医院信息安全相关人员需对被录用人的身份、专业资格和专业资质等进行审查,并签署相应的岗位安全协议。人员离岗需及时取消离职人员的权限,并签署离岗的相关保密协议。

动员全院人员进行信息系统岗位技能培训以及信息安全意识教育。定期对各个关键岗位的人员进行信息安全认知及技能的考核。针对医院不同岗位制订不同的信息安全培训计划,定期进行信息安全基础知识以及岗位操作规则培训和指导。制订惩罚措施并进行书面告知,对违反信息安全规定和策略的人员采取相应惩罚措施。

5. 信息系统安全建设管理

(1) 需求分析:信息系统的安全管理职能部门应根据信息系统的安全状况、存在的隐患的分析以及信息安全评估结果等,提出加强系统安全和安全改造的具体需求,并以书面形式提出申请。

(2) 系统开发立项:信息系统安全需求的书面申请须经过主管领导的审批,或者经过管理层的讨论批准;对于规模较大或重要的系统,接到系统需求的书面申请,应组织有关部门负责人和有关安全技术专家进行可行性论证及项目安全性评价,在论证通过且确认项目安全性符合要求后,由主管领导审批,或者经过管理层的讨论批准,才能正式立项。立项后建立由信息部门负责人、项目负责人、业务科室负责人、医院管理部门参与的项目管理小组。

(3) 系统建设实施:召开由医院领导、业务部门负责人、信息部门负责人及厂商相关人员参加的项目启动会,正式确立系统建设实施团队、实施周期、周报制度、例会制度等内容,确认与本系统相关的硬件、软件准备情况。确定系统负责人,负责系统建设管理、沟通协调等工作。

整体规划,分步实施。根据项目建设需求,结合医院未来3～5年的信息化整体规划,制订详细的项目实施计划,作为系统建设管理过程的依据。

为系统运行提前做好准备,包括:服务器与网络等硬件平台的安装与调试;操作系统、数据库以及中间件等软件平台的安装与配置等;完成数据采集和数据转换、应用软件的交付与安装,对用户和系统管理员进行培训等。

(4) 系统测试验收:根据信息系统的规模大小,制订以下两个方面的测试验收要求:

功能和性能测试验收要求:应明确对信息系统建设项目进行功能及性能

测试,保证系统的可用性。测试验收前,应制订测试和验收标准,并在验收前对系统进行测试。管理者应确保新系统的验收要求和标准被清晰定义并文档化,指定项目测试验收负责人。

安全性测试验收要求:在功能和性能测试基础上,应明确信息系统建设的安全性要求,进行安全测试验收,并指定安全测试验收负责人。对安全系统的测试至少应包括对组成系统的所有部件进行安全性测试,对系统进行集成性安全测试,对业务应用进行安全测试等。

需在正式验收前提供的验收材料包括表结构字段说明、共同合作开发源代码、接口开发文档、统计查询口径说明文档、数据库密码、用户使用手册和业务规格说明书、用户访谈记录说明书、服务器地址、管理员用户名密码、系统管理员维护手册、服务器上搭建的开发调试环境。

（5）文档及源代码管理:系统实施过程中产生的文档包括系统方案报告、需求分析报告、概要设计文件、详细设计文件、开发进度月报、个人工作周报、测试计划、测试报告、系统试用情况报告、系统部署报告、培训计划、服务计划、用户手册、系统验收合格文件、系统开发总结报告等。

源代码应有详尽的注释、版本信息以及说明文档。

有效的文档和代码管理有利于信息系统管理部门对系统的管理,提升系统开发和维护能力,有利于后期运维和人才培养。

（6）隐私保护管理:由于某些医疗检验检查的特殊性,医护人员在工作过程中不可避免会涉及病人许多隐私方面的信息。如果这些数据信息在处置过程中被不合理使用或不慎泄露,其后果将是严重甚至不可逆的。我国医疗隐私保护目前主要存在隐私保护技术应用水平整体较低、相关配套设施不完善、人员缺乏相关的技能、患者资料保管存在缺口以及其他社会因素等问题。

随着信息技术的发展与突破,越来越多的信息技术将被应用到患者隐私保护领域,包括面向原始数据的隐私保护技术、基于访问控制的隐私保护技术、电子签名技术、数据加密技术、身份管理、安全审计等。这些技术的应用有效地保护了患者隐私。

患者隐私保护一方面需要各类信息化技术的落实与实现,另外一方面也依靠于国家的法律法规与政策制度。从法律法规上确认我国公民隐私权以及它所包含的种类,尤其需要明确医院的行为责任和患者隐私权的主体,扩大患者隐私权侵权主体范围和患者身体隐私保护的范围。此外还需要多参考国外法律法规的经验,加强相关立法,明确侵犯患者隐私权的赔偿范围,让患者能得到更好的隐私保护。

附　录

电子病历系统应用水平分级评价标准
（试行）

以电子病历为核心的医院信息化建设是医改重要内容之一，为保证我国以电子病历为核心的医院信息化建设工作顺利开展，逐步建立适合我国国情的电子病历系统应用水平评估和持续改进体系，制定本评价标准。

一、评价目的

（一）全面评估各医疗机构现阶段电子病历系统应用所达到的水平，建立适合我国国情的电子病历系统应用水平评估和持续改进体系。

（二）使医疗机构明确电子病历系统各发展阶段应当实现的功能。为各医疗机构提供电子病历系统建设的发展指南，指导医疗机构科学、合理、有序地发展电子病历系统。

（三）引导电子病历系统开发厂商的系统开发朝着功能实用、信息共享、更趋智能化方向发展，使之成为医院提升医疗质量与安全的有力工具。

二、评价对象

已实施以电子病历为核心的医院信息化建设的各级各类医疗机构。

三、评价分级

电子病历系统应用水平划分为9个等级。每一等级的标准包括电子病历各个局部系统的要求和对医疗机构整体电子病历系统的要求。

（一）0级：未形成电子病历系统

1. 局部要求：无。医疗过程中的信息由手工处理，未使用计算机系统。

2. 整体要求：全院范围内使用计算机系统进行信息处理的业务少于3个。

（二）1级：独立医疗信息系统建立

1. 局部要求：使用计算机系统处理医业业务数据，所使用的软件系统可以是通用或专用软件，可以是单机版独立运行的系统。

2. 整体要求：住院医嘱、检查、住院药品的信息处理使用计算机系统，并能够通过移动存储设备、复制文件等方式将数据导出供后续应用处理。

（三）2 级：医疗信息部门内部交换

1. 局部要求：在医疗业务部门建立了内部共享的信息处理系统，业务信息可以通过网络在部门内部共享并进行处理。

2. 整体要求

（1）住院、检查、检验、住院药品等至少 3 个以上部门的医疗信息能够通过联网的计算机完成本级局部要求的信息处理功能，但各部门之间未形成数据交换系统，或者部门间数据交换需要手工操作。

（2）部门内有统一的医疗数据字典。

（四）3 级：部门间数据交换

1. 局部要求：医疗业务部门间可通过网络传送数据，并采用任何方式（如界面集成、调用信息系统数据等）获得部门外数字化数据信息。本部门系统的数据可供其他部门共享。信息系统具有依据基础字典内容进行核对检查功能。

2. 整体要求：

（1）实现医嘱、检查、检验、住院药品、门诊药品、护理至少两类医疗信息跨部门的数据共享。

（2）有跨部门统一的医疗数据字典。

（五）4 级：全院信息共享，初级医疗决策支持

1. 局部要求：通过数据接口方式实现所有系统（如 HIS、LIS 等系统）的数据交换。住院系统具备提供至少 1 项基于基础字典与系统数据关联的检查功能。

2. 整体要求

（1）实现病人就医流程信息（包括用药、检查、检验、护理、治疗、手术等处理的信息）在全院范围内安全共享。

（2）实现药品配伍、相互作用自动审核，合理用药监测等功能。

（六）5 级：统一数据管理，中级医疗决策支持

1. 局部要求：各部门能够利用全院统一的集成信息和知识库，提供临床诊疗规范、合理用药、临床路径等统一的知识库，为本部门提供集成展示、决策支持的功能。

2. 整体要求：

（1）全院各系统数据能够按统一的医疗数据管理机制进行信息集成，并提供跨部门集成展示工具。

（2）具有完备的数据采集智能化工具，支持病历、报告等的结构化、智能

化书写。

(3)基于集成的病人信息,利用知识库实现决策支持服务,并能够为医疗管理和临床科研工作提供数据挖掘功能。

(七)6级:全流程医疗数据闭环管理,高级医疗决策支持

1.局部要求:各个医疗业务项目均具备过程数据采集、记录与共享功能,能够展现全流程状态,能够依据知识库对本环节提供实时数据核查、提示与管控功能。

2.整体要求

(1)检查、检验、治疗、手术、输血、护理等实现全流程数据跟踪与闭环管理,并依据知识库实现全流程实时数据核查与管控。

(2)形成全院级多维度医疗知识库体系(包括症状、体征、检查、检验、诊断、治疗、药物合理使用等相关联的医疗各阶段知识内容),能够提供高级别医疗决策支持。

(八)7级:医疗安全质量管控,区域医疗信息共享

1.局部要求:全面利用医疗信息进行本部门医疗安全与质量管控。能够共享本医疗机构外的病人医疗信息,进行诊疗联动。

2.整体要求

(1)医疗质量与效率监控数据来自日常医疗信息系统,重点包括:院感、不良事件、手术等方面安全质量指标,医疗日常运行效率指标,并具有及时的报警、通知、通报体系,能够提供智能化感知与分析工具。

(2)能够将病人病情、检查检验、治疗等信息与外部医疗机构进行双向交换。病人识别、信息安全等问题在信息交换中已解决。能够利用院内外医疗信息进行联动诊疗活动。

(3)病人可通过互联网查询自己的检查、检验结果,获得用药说明等信息。

(九)8级:健康信息整合,医疗安全质量持续提升

1.局部要求:整合跨机构的医疗、健康记录、体征检测、随访信息用于本部门医疗活动。掌握区域内与本部门相关的医疗质量信息,并用于本部门医疗安全与质量的持续改进。

2.整体要求

(1)全面整合医疗、公共卫生、健康监测等信息,完成整合型医疗服务。

(2)对比应用区域医疗质量指标,持续监测与管理本医疗机构的医疗安全与质量水平,不断进行改进。

四、评价方法

采用定量评分、整体分级的方法,综合评价医疗机构电子病历系统局部功能情况与整体应用水平。

对电子病历系统应用水平分级主要评价以下四个方面:

1. 电子病历系统所具备的功能;

2. 系统有效应用的范围;

3. 电子病历应用的技术基础环境;

4. 电子病历系统的数据质量。

(一)局部应用情况评价

局部功能评价是针对医疗机构中各个环节的医疗业务信息系统情况进行的评估。

1. 评价项目:根据《电子病历系统功能规范(试行)》《电子病历应用管理规范(试行)》等规范性文件,确定了医疗工作流程中的 10 个角色、39 个评价项目(附后)。

2. 局部应用情况评价方法:就 39 个评价项目分别对电子病历系统功能、有效应用、数据质量三个方面进行评分,将三个得分相乘,得到此评价项目的综合评分。即:单个项目综合评分=功能评分×有效应用评分×数据质量评分。各项目实际评分相加,即为该医疗机构电子病历系统评价总分。

(1)电子病历系统功能评分。对 39 个评价项目均按照电子病历应用水平 0—8 等级对应的系统局部要求,确定每一个评价项目对应等级的功能要求与评价内容(评为某一级别必须达到前几级别相应的要求)。根据各医疗机构电子病历系统相应评价项目达到的功能状态,确定该评价项目的得分。

(2)电子病历系统有效应用评分。按照每个评价项目的具体评价内容,分别计算该项目在医疗机构内的实际应用比例,所得比值即为得分,精确到小数点后两位。

(3)电子病历系统数据质量评分。按照每个评分项目中列出的数据质量评价内容,分别评价该项目相关评价数据的质量指数,所得指数为 0—1 之间的数值,精确到小数点后两位。

在考查某个级别的数据质量时,以本级别的数据质量指数为计算综合评分的依据。但在评价本级数据前应先评估该项目前级别的数据质量是否均符合要求,即前级别的数据质量指数均不得低于 0.5。

数据质量评分主要考查数据质量的四个方面:

(a)数据标准化与一致性:考查对应评价项目中关键数据项内容与字典数据内容的一致性。

　　以数据字典项目为基准内容值,考查实际数据记录中与基准一致内容所占的比例。一致性系数＝数据记录对应的项目中与字典内容一致的记录数/数据记录项的总记录数。

　　(b)数据完整性:考查对应项目中必填项数据的完整情况、常用项数据的完整情况。必填项是记录电子病历数据时必须有的内容。常用项是电子病历记录用于临床决策支持、质量管理应用时所需要的内容。

　　以评价项目列出的具体项目清单为基准,考查项目清单所列实际数据记录中项目内容完整(或内容超过合理字符)所占的比例。完整性系数＝项目内容完整(或内容效果合理字符)记录数/项目总记录数。对于结构化数据,直接用数据项目的内容进行判断;对于文件数据,可使用文件内容字符数、特定的结构化标记要求内容进行判断。

　　(c)数据整合性能:考查对应项目中的关键项数据与相关项目(或系统)对应项目可否对照或关联。

　　按照列出的两个对应考查项目相关的数据记录中匹配对照项的一致性或可对照性,需要从两个层次评估:是否有对照项,对照项目数据的一致性。数据整合性系数＝对照项可匹配数/项目总记录数。空值(或空格值)作为不可匹配项处理。

　　(d)数据及时性:考查对应项目中时间相关项完整性、逻辑合理性。

　　根据列出时间项目清单内容进行判断,主要看时间项是否有数值,其内容是否符合时间顺序关系。数据及时性系数＝数据记录内容符合逻辑关系时间项数量/考查记录时间项目总数量。针对每个项目,列出进行考查的时间项目清单以及这些项目之间的时间顺序、时间间隔等逻辑关系说明。

　　(二)整体应用水平评价

　　整体应用水平评价是针对医疗机构电子病历整体应用情况的评估。整体应用水平主要根据局部功能评价的39个项目评价结果汇总产生医院的整体电子病历应用水平评价,具体方法是按照总分、基本项目完成情况、选择项目完成情况获得对医疗机构整体的电子病历应用水平评价结果。电子病历系统的整体应用水平按照9个等级(0—8级)进行评价,各个等级与"三、评价分级"中的要求相对应。当医疗机构的局部评价结果同时满足"电子病历系统整体应用水平分级评价基本要求"所列表中对应某个级别的总分、基本项目、选择项目的要求时,才可以评价医疗机构电子病历应用水平整体达到这个等级,具体定义如下:

　　(1)电子病历系统评价总分

　　评价总分即局部评价时各个项目评分的总和,是反映医疗机构电子病历整体应用情况的量化指标。评价总分不应低于该级别要求的最低总分标准。

例如,医疗机构电子病历系统要评价为第3级水平,则医疗机构电子病历系统评价总分不得少于85分。

(2)基本项目完成情况

基本项目是电子病历系统中的关键功能,"电子病历系统应用水平分级评分标准"中列出的各个级别的基本项是医疗机构整体达到该级别所必须实现的功能,且每个基本项目的有效应用范围必须达到80%以上,数据质量指数在0.5以上。例如,医疗机构电子病历系统达到第3级,则电子病历系统中列为第3等级的14个基本项目必须达到或超过第3级的功能,且每个基本项目的评分均必须超过$3×0.8×0.5=1.2$分。

(3)选择项目完成情况

考查选择项的目的是保证医疗机构中局部达标的项目数(基本项+选择项)整体上不低于全部项目的2/3。选择项目的有效应用范围不应低于50%,数据质量指数在0.5以上。例如,医疗机构电子病历系统达到第3级,则电子病历系统必须在第3等级25个选择项目中,至少有12个选择项目达到或超过3级,且这12个选择项目评分均必须超过$3×0.5×0.5=0.75$分。

五、评价标准

具体内容附后。

本标准所规定的电子病历系统应用水平的分级评价方法和标准主要评估医疗信息处理相关信息系统的应用水平。医院信息系统其他方面(如运营信息管理、病人服务信息管理、教学科研信息管理等)的应用水平评价方法不包含在本标准中。

附表1　电子病历系统应用水平分级评价项目

项目序号	工作角色	评价项目	有效应用评价指标	数据质量评价指标
1	一、病房医师	病房医嘱处理	按出院病人人次比例计算	按医嘱记录数据中符合一致性、完整性、整合性、及时性要求数据的比例系数计算
2		病房检验申请	按住院检验项目人次比例计算	按病房检验申请数据中符合一致性、完整性、整合性、及时性要求数据的比例系数计算
3		病房检验报告	按住院检验项目人次比例计算	按病房检验报告数据中符合一致性、完整性、整合性、及时性要求数据的比例系数计算

续表

项目序号	工作角色	评价项目	有效应用评价指标	数据质量评价指标
4	一、病房医师	病房检查申请	按住院检查项目人次比例计算	按病房检查申请数据中符合一致性、完整性、整合性、及时性的比例系数计算
5		病房检查报告	按住院检查项目人次比例计算	按病房检查报告数据中符合一致性、完整性、整合性、及时性要求数据的比例系数计算
6		病房病历记录	按出院病人人次比例计算	按病房病历记录数据中符合一致性、完整性、整合性、及时性要求数据的比例系数计算
7	二、病房护士	病人管理与评估	按出院病人人次比例计算	按护理评估记录、病人流转管理数据中符合一致性、完整性、整合性、及时性要求数据的比例系数计算
8		医嘱执行	按医嘱比例计算(包括药品和检验医嘱)	按医嘱执行记录数据中符合一致性、完整性、整合性、及时性要求数据的比例系数计算
9		护理记录	按出院病人人次比例计算	按危重病人护理记录、医嘱执行记录数据中符合一致性、完整性、整合性、及时性要求数据的比例系数计算
10	三、门诊医师	处方书写	按门诊处方数计算	按处方记录数据中符合一致性、完整性、整合性、及时性要求数据的比例系数计算
11		门诊检验申请	按门诊检验项目人次比例计算	按门诊检验申请数据中符合一致性、完整性、整合性、及时性要求数据的比例系数计算
12		门诊检验报告	按门诊检验项目人次比例计算	按门诊检验报告数据中符合一致性、完整性、整合性、及时性要求数据的比例系数计算
13		门诊检查申请	按门诊检查项目人次比例计算	按门诊检查申请数据中符合一致性、完整性、整合性、及时性要求数据的比例系数计算
14		门诊检查报告	按门诊检查项目人次比例计算	按数门诊检查报告数据中符合一致性、完整性、整合性、及时性要求数据的比例系数计算

续表

项目序号	工作角色	评价项目	有效应用评价指标	数据质量评价指标
15	三、门诊医师	门诊病历记录	按门诊人次数计算	按门诊病历记录数据中符合一致性、完整性、整合性、及时性要求数据的比例系数计算
16	四、检查科室	申请与预约	按总检查项目人次比例计算	按检查申请数据中符合一致性、完整性、整合性、及时性要求数据的比例系数计算
17		检查记录	按总检查项目人次比例计算	按检查记录数据中符合一致性、完整性、整合性、及时性要求数据的比例系数计算
18		检查报告	按总检查项目人次比例计算	按检查报告数据中符合一致性、完整性、整合性、及时性要求数据的比例系数计算
19		检查图像	按有图像结果检查项目比例计算	按检查图像数据中符合一致性、完整性、整合性、及时性要求数据的比例系数计算
20	五、检验处理	标本处理	按总检验项目人次比例计算	按标本记录数据中符合一致性、完整性、整合性、及时性要求数据的比例系数计算
21		检验结果记录	按总检验项目人次比例计算	按检验结果记录数据中符合一致性、完整性、整合性、及时性要求数据的比例系数计算
22		报告生成	按总检验项目人次比例计算	按检验报告数据中符合一致性、完整性、整合性、及时性要求数据的比例系数计算
23	六、治疗信息处理	一般治疗记录	按治疗项目人次比例计算	按一般治疗记录数据中符合一致性、完整性、整合性、及时性要求数据的比例系数计算
24		手术预约与登记	按手术台次比例计算	按手术记录数据中符合一致性、完整性、整合性、及时性要求数据的比例系数计算
25		麻醉信息	按手术台次比例计算	按麻醉记录数据中符合一致性、完整性、整合性、及时性要求数据的比例系数计算

续表

项目序号	工作角色	评价项目	有效应用评价指标	数据质量评价指标
26	六、治疗信息处理	监护数据	按监护人次比例计算	按监护记录数据中符合一致性、完整性、整合性、及时性要求数据的比例系数计算
27	七、医疗保障	血液准备	按输血人次比例计算	按血液记录数据中符合一致性、完整性、整合性、及时性要求数据的比例系数计算
28		配血与用血	按输血人次比例计算	按配血与用血记录数据中符合一致性、完整性、整合性、及时性要求数据的比例系数计算
29		门诊药品调剂	按处方数人次比例计算	按门诊药品调剂记录数据中符合一致性、完整性、整合性、及时性要求数据的比例系数计算
30		病房药品配置	按出院病人人次比例计算	按病房药品配置记录数据中符合一致性、完整性、整合性、及时性要求数据的比例系数计算
31	八、病历管理	病历质量控制	按出院病人人次比例计算	按病历质控记录数据中符合一致性、完整性、整合性、及时性要求数据的比例系数计算
32		电子病历文档应用	实现要求的功能	无
33		病历数据存储	实现要求的功能	无
34	九、电子病历基础	电子认证与签名	实现要求的功能	无
35		基础设施与安全管控	实现要求的功能	无
36		系统灾难恢复体系	实现要求的功能	无

续表

项目序号	工作角色	评价项目	有效应用评价指标	数据质量评价指标
37	十、信息利用	临床数据整合	实现要求的功能	按整合的临床医疗数据中符合一致性、完整性、整合性、及时性要求数据的比例系数计算
38		医疗质量控制	按电子病历系统中产生卫统报表、三级医院等级评审质量指标、专科质控指标等指定项目的比例情况计算	无
39		知识获取及管理	实现要求的功能	无

附表2　电子病历系统整体应用水平分级评价基本要求

等级	内容	基本项目数/项	选择项目数/项	最低总评分/分
0级	未形成电子病历系统	—	—	—
1级	独立医疗信息系统建立	5	20/32	28
2级	医疗信息部门内部交换	10	15/27	55
3级	部门间数据交换	14	12/25	85
4级	全院信息共享,初级医疗决策支持	16	10/23	110
5级	统一数据管理,中级医疗决策支持	20	6/19	140
6级	全流程医疗数据闭环管理,高级医疗决策支持	21	5/18	170
7级	医疗安全质量管控,区域医疗信息共享	22	4/17	190
8级	健康信息整合,医疗安全质量持续提升	22	4/17	220

注:选择项目中"20/32"表示32个选择项目中需要至少20个项目达标

附表3 电子病历系统应用水平分级评分标准

说明：电子病历系统应用水平分级评分标准是对电子病历系统的功能、应用、数据质量情况进行分级评价的具体标准。下表中按照角色列出了具体要求的内容。其中：功能评估的内容在"主要评价内容"一栏列出；应用范围评估按照应用比例进行计算，计算依据在"业务项目"栏中列出的分子与分母内容；数据质量情况的评估内容在"数据质量评价内容"一栏中给出了基本计算规则，针对每个项目和等级的具体内容需参照"数据质量评估项目表"，这个表每年均会根据数据质量的重点管理要求进行修订。

病房医师

项目序号	项目代码	工作角色	业务项目	评价类别	主要评价内容	功能评分	数据质量评价内容
1	01.01.0			选择	医师手工下达医嘱	0	
1	01.01.1			基本	(1)在计算机上下达医嘱并记录在本地 (2)通过磁盘、文件等方式与其他计算机交换数据	1	
1	01.01.2	病房医师	病房医嘱处理 (有效应用近3个月的出院病人人次比例计算)根据"评分标准表"中各个级别的要求，统计出近3个月达到各个级别要求病人的人次数。计算各级别人次数与全部出院病人人次比例	基本	医嘱在程序间通过网络传送给病房护士	2	
1	01.01.3			基本	(1)医嘱通过网络同时供护士、药剂等业务使用 (2)能够获得药剂科的药品可供情况 (3)具有全院统一的医嘱项目字典 (4)医嘱下达时能获得药品剂型、剂量，或检查检验项目中至少一类依据字典规则进行的核查与提示	3	医嘱记录中关键数据项与字典的一致性
1	01.01.4			基本	(1)医嘱中的药品、检验、检查等信息可传送到对应科的执行科室 (2)医嘱下达时能关联相关项目获得药物说明，如提供药物知识，查询功能等	4	医嘱记录中必填项的完整性

续表

项目序号	项目代码	工作角色	业务项目	评价类别	主要评价内容	功能评分	数据质量评价内容
1	01.01.5			基本	(1) 医嘱记录在医院中能统一管理，并统一展现 (2) 有医嘱对疗医嘱下达权限控制，支持抗菌药物分级使用管理 (3) 可依据诊断判断传染病情况，并通过系统上报医政管理部门	5	1. 医嘱记录中必填项、常用项的完整性 2. 医嘱与医疗流程上下游环节相关数据的可对照性
1	01.01.6		病房医嘱处理（有效应用按次比例计算）根据院病人次"中各个级别的"评分标准表"中各个级别	基本	(1) 对药物治疗医嘱药物的不良反应有上报处理功能 (2) 开具医嘱医师能够接收到自己下达的点评结果 (3) 下达医嘱时能够参考药品、检查、检验、药物过敏、诊断、性别等相关内容知识库至少4项内容进行自动检查并给出提示 (4) 能够实时掌握医嘱执行各环节的状态 (5) 支持院内会诊的电子申请与追踪追踪	6	1. 医嘱记录中常用项的完整性 2. 药品医嘱记录与后续续药疗流程相关记录时间符合逻辑关系 3. 药疗核验记录与药物审核记录时间符合逻辑关系
1	01.01.7	病房医师	要求，统计出近3个月达到各个级别要求病人的人次与全部出院病人数比例。计算各级别人次数	基本	(1) 下达医嘱时，能够根据临床路径（指南）要求和病人的具体数据，自动对比执行与变异情况，提示输入变异原因并进行记录 (2) 根据检验结果、用药情况，对传染病、医院感染爆发等自动预警并给出提示、支持对确认的传染病、医院感染爆发等情况补充信息并上报医政管理部门 (3) 下达医疗医嘱以在医疗机构本机构内的全部医疗记录，外部医疗机构的相关诊疗记录 (4) 自动根据以在医疗机构内外的诊治情况和医嘱，自动进行医嘱核查并给出提示 (5) 依据医嘱、执行情况和知识库，自动判断不良事件情况并给出提示 (6) 支持医师在院外浏览医嘱记录	7	1. 临床路径记录（临床路径准入组状态、变异组入组状态）的完整性 2. 委外检查或委外检验医嘱记录与委外检查申请的可对照性

续表

项目序号	项目代码	工作角色	业务项目	评价类别	主要评价内容	功能评分	数据质量评价内容
1	01.01.8		病房医嘱处理 (有效应用附比例按近3个月的出院病人人次比例计算病据"评分标准表"中各个级别的要求,统计出近3个月达到各个级别要求病人的人次数。计算各级别人次数与全部出院病人数比例)	基本	能共享病人医疗及健康信息并能够进行集中展示,包括机构内的医疗信息、健康记录、体征检测、随访信息、病人自采采健康记录(如健康记录,可穿戴设备数据)等	8	
2	01.02.0			选择	医师手工下达检验申请	0	
2	01.02.1			选择	(1)在计算机单中选择项目,打印检验或检查申请单 (2)可通过文件等方式传输、与其他计算机共享数据	1	
2	01.02.2		病房检验申请 (有效应用按住院检验项目人次比例计算)统计出近3个月达到各个级别要求的人次数。计算各级别人次数与全部检验人次数比例	选择	(1)从字典中选择项目,产生检验申请 (2)下达申请同时生成相关的医嘱	2	
2	01.02.3	病房医师		基本	(1)检验申请能以电子方式传送给检验科室 (2)检验标本种类信息在申请中同时记录	3	病房检验申请关键数据与字典的一致性
2	01.02.4			选择	(1)下达申请时可获得检验项目和标本信息,如适应证、采集要求、作用等 (2)检验项目来自全院统一检验项目字典	4	病房检验申请必填项的完整性
2	01.02.5			选择	(1)检验申请数据有全院统一管理机制 (2)有全院统一的检验标本字典并在申请时使用 (3)开写检验申请时,可以浏览病人重要病历信息	5	1.病房检验申请必填项常用项目的完整性 2.临床的检验科室检验登记记录记记录与申请检验登记关联项目能够完善对照

149

续表

项目序号	项目代码	工作角色	业务项目	评价类别	主要评价内容	功能评分	数据质量评价内容
2	01.02.6	病房医师	病房检验申请（有效应用按住院检验项目人次比例计算）统计出近3个月达到各个级别要求检验项目的人次数。计算各级别人次数与全部检验人次数比例	基本	(1)下达申请医嘱时，能查询临床医疗记录，能够针对病人性别、诊断，以往检验申请与结果等进行申请合理性自动审核并针对问题申请给出提示 (2)形成完整的检验闭环，可随时查看标本状态、检验进程状态 (3)下达申请时可根据临床路径或指南提出所需检验项目	6	1.病房检验申请常用项目的完整性 2.申请下达时间符合逻辑关系
2	01.02.7			基本	(1)在申请检验时能够查询与获得历史检验结果和其他医疗机构检验结果做参考 (2)下达申请时，可根据诊断、其他检查与检验结果及知识库提出所需检验项目建议	7	区域协同有关检验申请数据的可对照性，检验申请项目与其他医疗机构检验申请项目编码可对照性
2	01.02.8			基本	(1)在申请确诊时，可查看病人自采健康记录内容作为病情了解参考 (2)可以利用病人医疗及健康数据，为病人制订持续的检验计划	8	
3	01.03.0			选择	未使用电子化方式传送检验报告	0	
3	01.03.1		病房检验报告（有效应用按住院检验项目人次比例计算）统计出近3个月达到各个级别要求检验项目的人次数。计算各级别人次数与全部检验人次数比例	选择	能通过磁盘或文件导入或查看检验结果	1	
3	01.03.3			基本	能通过界面集成等方式查阅检验科室的检验报告	3	检验报告关键数据项与字典的一致性
3	01.03.4			基本	(1)可获得检验科室报告数据 (2)医师工作站中可查阅历史检验结果 (3)查阅检验报告时，能够给出结果参考范围及结果异常标记 (4)查看得检验报告，可获得项目说明 (5)检验报告与申请单可进行关联对应	4	病房检验报告必填项的完整性

续表

项目序号	项目代码	工作角色	业务项目	评价类别	主要评价内容	功能评分	数据质量评价内容
3	01.03.5			基本	(1) 检验报告来自全院统一医疗数据管理体系 (2) 查阅报告时,对于多正常参考值的项目能够根据检验结果和诊断、性别、生理周期等自动给出正常结果的判断与提示 (3) 可根据历史检验结果绘制趋势图 (4) 对于危急检验结果,医师、护士能够在系统中看到 (5) 浏览检验报告时,可以浏览病人重要病历信息	5	1. 病房检验报告必填项,常用项的完整性 2. 检验科室查看检验报告与临床查看检验记录具备结果的数据对照的可对照性、完善的数据对照关系
3	01.03.6	病房医师	病房检验报告 (有效应用按住院检验项目人次比计算) 统计出近3个月达到各个级别要求检验项目的人次数 计算各级别人次数与全部检验人次数比例	选择	(1) 检验结果和报告各阶段的状态可实时获得 (2) 对于危急检验结果,能够主动(如系统弹窗)通知医师、护士	6	病房检验报告数据整合性、数据及时性
3	01.03.7			选择	(1) 能够查看历史检验结果和其他医疗机构的检验结果 (2) 对于危急值通知有按时有效时效管控,按接收人员分级通知,处理记录反馈功能 (3) 委托外部机构完成的检验结果,并与检验申请关联 (4) 可根据检验结果,提示选择临床路径(指南)的后续诊治方案的制订	7	1. 区域协同同有关机构的检验结果数据的可对照性 2. 医疗质量管理相关数据内容的完整与及时性
3	01.03.8			选择	可利用病人医疗机构内外的医疗及健康信息提出处理建议,病人自采数据有明显标示,可与本机构数据进行比较,绘制趋势图等	8	

续表

项目序号	项目代码	工作角色	业务项目	评价类别	主要评价内容	功能评分	数据质量评价内容
4	01.04.0	病房医师	病房检查申请 （有效应用按住院检查项目人次比例计算） 统计出近3个月达到各科各个级别要求检查项目的人次数。计算各级别人次数与全部检查人次比例	选择	医师手工下达检查申请	0	·
4	01.04.1			选择	（1）在计算机单中选择项目，打印检查申请单 （2）可通过文件传输方式与其他计算机共享数据	1	
4	01.04.2			选择	（1）从字典中选择项目，产生检查申请 （2）申请检查同时生成必要的医嘱	2	
4	01.04.3			基本	（1）检查申请能以电子化方式传送给医技科室 （2）申请时能够提示所需准备工作等内容	3	病房检查申请关键数据项与字典项的一致性
4	01.04.4			选择	（1）下达申请时可获得检查项目信息，如适应证、作用、注意事项等 （2）申请能实时传送到医技科室 （3）检查项目来自全院统一字典	4	病房检查申请必填项的完整性
4	01.04.5			选择	（1）检查申请数据记录在统一管理机制中 （2）开写检查申请时，可以浏览病人重要病历信息	5	1.病房检查申请必填项，常用项的完整性 2.医嘱记录与检查申请关键关联项的对照
4	01.04.6			基本	（1）检查申请可利用全院统一的检查安排表自动预约 （2）形成完整的检查闭环，能够针对状态实时查看 （3）下达申请医嘱时，能够执行对病人性别、诊断、以往检查结果等对申请合理性进行自动检查并提示 （4）下达申请时可根据临床路径和指南列出所需检查项目	6	1.病房检查申请数据与检查科室签记记录中相关时间符合逻辑 2.临床路径中定义的检查项目编码与检查科室的项目编码与检查种类一致性等

续表

项目序号	项目代码	工作角色	业务项目	评价类别	主要评价内容	功能评分	数据质量评价内容
4	01.04.7		病房检查申请 (有效应用按住院检查项目人次比例计算) 统计出近3个月达到各科各个项目的人次与全部检查项目的人次数。计算各级别人次数比例	基本	(1) 能够查询历史检查结果,其他医疗机构检查结果和报告 (2) 下达申请时可根据诊断,其他检查检验结果等提出所需检查项目建议	7	区域医疗协同有关检查申请数据记录的可对照性
4	01.04.8			基本	(1) 可查看其他医疗机构检查情况,病人自采健康记录内容 (2) 可以利用病人影疗及健康数据,为病人制订持续的检查计划	8	
5	01.05.0	病房医师		选择	手工传送检查报告	0	
5	01.05.1			选择	能通过磁盘或文件导入或查看检查报告或检查图像	1	
5	01.05.3		病房检查报告 (有效应用按住院检查项目人次比例计算) 统计出近3个月达到各科各个项目的人次数与全部检查项目的人次数。计算各级别人次数个级别人次数比例	基本	能通过调用检查科室系统或界面集成方式查阅医技科室的检查报告和图像	3	病房检查报告关键数据项与字典的一致性
5	01.05.4			基本	(1) 能在医师工作站查阅检查报告和图像 (2) 查看检查报告时,能够按照项目查看说明等 (3) 检查报告与申请单可进行关联对应	4	病房所看到检查报告必填项的完整性
5	01.05.5			基本	(1) 检查报告来自全院统一医疗数据管理体系 (2) 查阅报告时,能够显示测量结果,对于有正常参考值的项目能显示参考范围,对于检查危急值,医师、护士在能够系统中看到 (3) 对于检查危急值,医师、护士在能够系统中看到	5	1. 病房检查报告必填项、常用项的完整性 2. 检查危急值记录中重要项目的完整率等 3. 检查科室报告与病房申请中重要项目具备完善的数据对照

续表

项目序号	项目代码	工作角色	业务项目	评价类别	主要评价内容	功能评分	数据质量评价内容
5	01.05.6		病房检查报告（有效应用按住院检查项目人次比例计算）	选择	（1）检查结果和报告各阶段的状态可实时获得 （2）查阅报告时，对于有多正常参考值的测量项目能够根据测量结果利病人年龄、性别、诊断、生理指标等，自动给出正常结果的判断与提示 （3）对于检查危急值，能够主动（如系统弹窗）通知医师、护士	6	1.病房看到检查报告记录的数据完整性 2.检查报告记录与上下游数据的及时性
5	01.05.7		统计出近3个月达到各科各个级别要求检查项目的人次数。计算个级别检查人次数与全部检查人次数比例	选择	（1）对于危急值通知具有按时时效管控，分级通知、反馈功能 （2）能够获得、显示其他医疗机构的检查结果、图像等 （3）可根据检查报告，提示选择临床路径（指南）的后续诊治方案的制订	7	区域协同有关检查报告数据可对照
5	01.05.8	病房医师		选择	（1）可利用病人医疗机构内外的检查结果及健康信息提出处理建议 （2）病人自采健康记录数据有明显标记	8	
6	01.06.0		病房病历记录（有效应用按出院病人人次比例计算）统计近3个月书写病历功能达到各个级别的病历份数。计算各个级别病历份数与全部出院人次数比例	选择	医师手工书写病历	0	
6	01.06.1			选择	（1）有用计算机书写的病历 （2）病历记录在本病房内能够检索与共享	1	
6	01.06.2			选择	（1）能够有专用软件书写入院、查体、病程记录、出院记录等病历记录 （2）能够获得护士生成的病人入出转记录	2	

续表

项目序号	项目代码	工作角色	业务项目	评价类别	主要评价内容	功能评分	数据质量评价内容
6	01.06.3	病房医师	病房病历记录 (有效应用按出院病人人次比例计算) 统计近3个月书写病历功能达到各个级别的病历数,计算各级别病历数与全部出院人次数比例	选择	用计算机书写的病历记录能被其他科室共享	3	病房病历记录关键数据项与字典的一致性
6	01.06.4			基本	(1) 病历记录可按照病历书写基本规范列出的基本内容项目进行结构化存储,有可定义的病历格式和选项 (2) 病历记录能够全院共享	4	1. 病房病历记录必填项的完整性 2. 描述性病历书中的主诉、现病史、体格检查等内容有合理的数据量
6	01.06.5			基本	(1) 可自定义病历结构化格式,支持结构化病历的书写 (2) 提供插入检查结果功能 (3) 可按照病历结构化项目进行检索 (4) 病历数据与医嘱等数据全院一体化管理 (5) 对于已由医师确认病历的所有修改,有完整的痕迹记录 (6) 书写病历的时限可设置并能提示 (7) 电子病历内容应存储为通用格式,可被经过医院方授权的第三方调用 (8) 历史病历完成数字化处理并可查阅,并与其他病历整合	5	1. 病历修改记录的完整性 2. 病历记录与质控记录具备完善的数据对照

续表

项目序号	项目代码	工作角色	业务项目	评价类别	主要评价内容	功能评分	数据质量评价内容
6	01.06.6				（1）病历具有分块安全控制机制和访问日志 （2）有法律认可的可靠电子签名 （3）病历书写对书写内容有智能检查与提示功能 （4）支持院内会诊记录电子处理，并能与会诊申请对照。会诊记录与纳入电子医疗记录体系	6	1. 病房病历记录常用项的未完整性 2. 会诊记录常用项的完整性 3. 会诊记录时间关系符合逻辑性 4. 病历内容术语、描述的逻辑符合性
6	01.06.7	病房医师	病房病历记录（有效应用按出院病人人次比例计算）统计近3个月书写病历功能达到各个级别的病历数。计算各级别病历数与全部出院人次数比例	基本	（1）能够浏览医疗机构外病历记录的内容 （2）能够接受医案质控意见并修改病历记录 （3）支持医师在院外浏览病历记录 （4）可根据病人情况智能推荐模板	7	区域协同有关病历数据内容的可对照性
6	01.06.8			基本	（1）可进行本院病历内容与其他医疗机构病历内容的联合检索 （2）病历书写过程中，能够引用机构内外的医疗信息、健康记录、体征检测、随访信息，病人自采健康记录等内容 （3）本院病历记录内容可提供给其他医疗机构的浏览、浏览具备权限管理，操作记录	8	

病房护士

项目序号	项目代码	工作角色	业务项目	评价类别	系统功能评价内容	功能评分	数据质量评价内容
7	02.01.0				手工进行病人管理	0	
7	02.01.1				输入的病人基本信息,住院记录作为护士本地工作记录	1	
7	02.01.2			基本	病人基本信息,住院记录等可提供本病房临床医师共享	2	
7	02.01.3			基本	(1)从住院登记处接收病人基本信息,输入病人入院评估记录 (2)床位、病情信息,病历资料供其他系统共享 (3)转科或出院的出科病历信息在系统中处理	3	护理评估记录、病人流转管理相关关键数据项与字典项的一致性
7	02.01.4	病房护士	病人管理与评估 (有效应用按出院病人人次比(例)计算) 统计达到各级别的出院病人人次数的比例		(1)病人入、出院、转科记录,与住院、医师站中的病人基本信息衔接。 (2)可提示入科的基本处理流程或有可定义的入科处理模板版提醒帮助护士完成常规的处理 (3)护理级别在系统中有明确显示	4	护理评估记录、病人流转管理相关记录的完整性
7	02.01.5		并计算各级别出院病人人次数与总病人人次数的比例		(1)人院评估记录在医院统一医疗数据管理体系中管理 (2)具有查询既往住院病历记录数据,检查检验结果等供评估时参考的功能	5	1.护理转管记录、病人流转评估记录相关项必填常,常用项的完整性 2.护理记录与医疗记录上下游相关记录具备完善的数据对照
7	02.01.6				(1)有病人出转、出科检查、治疗等活动的跟踪记录 (2)能够查询病人在院的其他部门诊疗活动记录 (3)书写评估时有智能模板 (4)可根据病人病情和评估情况,对护理级别或护理措施给出建议	6	1.病人流转管理记录、护理评估记录相关数据完整性、整合性 2.护理相关记录与医疗流程上下游数据间同符合逻辑关系

续表

项目序号	项目代码	工作角色	业务项目	评价类别	系统功能评价内容	功能评分	数据质量评价内容
7	02.01.7		病人管理与评估（有效应用按出院病人人次比例计算）统计达到院各级别要求的出院病人人次数，并计算各级别出院病人人次数与总病人人次数的比例		有利用病人入出转记录、病人评估记录等信息进行护理质量分析的工具	7	1.进入临床路径病人中护理相关项目数据的完整性，与上下游数据记录可对照 2.查看外部医疗记录中护理评估项目与本院可对照
7	02.01.8				能够获得区域护理质量数据，并能够用于与本科室护理质量进行对比分析处理	8	
8	02.02.0	病房护士			护士手工抄写执行单，如药品单、输液卡等	0	
8	02.02.1		医嘱执行（有效应用按医嘱执行记录数计算）统计达到院各级别要求的医嘱执行记录数，并计算各级别区域医嘱执行记录数与总医嘱执行记录数的比例	基本	(1)手工输入医嘱供执行时使用 (2)本地保存医嘱记录数据	1	
8	02.02.2			基本	(1)能够接收医师下达的医嘱，同时支持手工增补医嘱 (2)医嘱可供医嘱收费使用	2	
8	02.02.3				(1)每次的用药医嘱数据能与药剂科共享用于药品准备 (2)护士执行医嘱有记录	3	医嘱执行记录中关键数据项与字典的一致性
8	02.02.4				(1)医嘱执行记录可供全院共享 (2)执行单能够在医嘱执行操作后产生	4	医嘱执行记录中必填项的完整性

续表

项目序号	项目代码	工作角色	业务项目	评价类别	系统功能评价内容	功能评分	数据质量评价内容
8	02.02.5			基本	(1) 在执行中实时产生记录 (2) 全院统一管理医嘱,执行记录,构成统一电子病历内容 (3) 新医嘱和医嘱变更可及时通知护士	5	1. 医嘱执行记录必填项,常用项目的完整性,如常用医嘱执行记录中医嘱类别,医嘱项目编码,标本采集人等 2. 护理执行记录与医疗流程上下游相关记录具备完善的数据对照
8	02.02.6	病房护士	医嘱执行 (有效应用按医嘱执行记录数计算) 统计达到各级别要求,医嘱执行记录数,并计算各级别医嘱执行记录数与总医嘱执行记录数的比例	基本	(1) 医嘱执行过程中有病人、药品、检验标本等机自动识别手段进行自动核对 (2) 完成医嘱执行的闭环信息记录 (3) 对高风险医嘱执行时有警示	6	医嘱执行记录数据整合性、数据及时性
8	02.02.7				(1) 医嘱执行过程中能够随时了解和查询医疗机构外部产生的历史医疗记录、体征记录 (2) 有利用医嘱执行记录进行护理质量管理的工具	7	无要求
8	02.02.8				可获得区域医嘱质量相关质量指标并用于分析本科室护理质量	8	

续表

项目序号	项目代码	工作角色	业务项目	评价类别	系统功能评价内容	功能评分	数据质量评价内容
9	02.03.0				手工书写护理记录,手工记录体征数据	0	
9	02.03.1				(1)体征记录用计算机本地存储 (2)体征记录可打印、绘图,无网络共享	1	
9	02.03.2				有记录护理记录、体征记录系统并能够通过计算机网络供本科室医师共享	2	
9	02.03.3		护理记录 (有效应用按出院病人人次占比例计算) 统计近3个月护理记录人次达到各级别的人次数,计算各级别人次与总出院人次的比例		(1)操作中能够通过界面融合调用其他系统方式查看其检查、检验、治疗等数据,本科室采集观察记录,护理操作情况等记录 (2)对危重病人护理观察记录信息可供医师查看 (3)护理记录信息可供医师查看	3	病人护理记录中关键数据项与字典的一致性
9	02.03.4	病房护士		基本	(1)可通过系统内嵌的方式获得检查、检验、治疗等数据 (2)对危重病人有符合要求的护理观察记录等记录供全院共享	4	病人护理记录中必填项的完整性
9	02.03.5			基本	(1)护理记录、体征记录数据在医院统一医疗数据管理体系中 (2)生命体征、护理处置可通过移动设备自动导入相应记录单(移动护理) (3)有护理计划模版,护理记录数据可依据护理计划产生	5	1.护理记录中的必填项,常用项完整性 2.护理记录与病历记录相关项目具备完善的数据对照

续表

项目序号	项目代码	工作角色	业务项目	评价类别	系统功能评价内容	功能评分	数据质量评价内容
9	02.03.6			基本	(1)根据护理记录(如病人体征等)有自动的护理措施提示 (2)具有分组安全控制机制和访问日志,以保障分组护理时信息的安全性 (3)有法律认可的可靠电子签名 (4)系统能够根据体征数据自动完成设定的护理评估 (5)可以在医院统一医疗数据管理体系中调阅病人既往护理记录	6	1.护理记录与医疗流程相关上下游相关项目数据时间符合逻辑关系 2.护理记录中电子签名记录、时间戳记记录、护理计划、护理记录时间的完整性等
9	02.03.7	病房护士	护理记录 (有效应用按出院病人人次比例计算) 统计近3个月护理记录达到各级别人次数,计算各级别人次与总出院人次的比例		(1)护理记书写时,可查询其他医疗机构相关病历数据库数据 (2)能够利用护理记录数据进行护理质量分析 (3)护理记录生成与临床路径(指南)相衔接,可与医师医嘱紧密结合	7	1.不良事件记录完整性 2.临床路径中定义的护理记录项目与护理记录项目有对照
9	02.03.8			基本	可获得区域护理质量指标,能够结合本科室本院病人护理记录分析护理工作效率、不良事件发生率等护理质量并与区域指标比较	8	

门诊医师

项目序号	项目代码	工作角色	业务项目	评价类别	主要评价内容	功能评分	数据质量评价内容
10	03.01.0				无门诊电子病历系统,医师手写处方	0	
10	03.01.1				(1) 在本地记录处方数据并打印处方 (2) 可通过文件、移动存储设备方式与其他计算机共享处方数据	1	
10	03.01.2				(1) 能够查询本科室历史处方记录 (2) 处方数据科室内部共享	2	
10	03.01.3	门诊医师	处方书写 (有效应用按门诊处方数计算) 统计近3个月达到各级别功能的门诊处方数,计算这些门诊处方数与门诊总处方数的比例	基本	(1) 能获取患者或分诊的病人信息 (2) 下达的处方供药剂科、收费使用	3	处方书写关键数据项与字典的一致性
10	03.01.4			基本	(1) 处方数据能够全院共享 (2) 下达处方时能获取相关项目获得药物说明书等知识,如提供药物查询功能等 (3) 处方下达时能获取得的药品剂型、剂量或可供应药品提示	4	处方中必填项的完整性
10	03.01.5			基本	(1) 具有针对病人诊断、性别、历史处方、过敏史等进行合理用药、配伍禁忌、给药途径等综合自动审核功能并给出提示 (2) 对高危药品使用给予警示 (3) 支持医师处方开写权限控制 (4) 可依据诊断判断传染病情况,并通过系统上报医政管理部门	5	1. 处方记录中必填项、常用药的完整性 2. 处方记录与医疗流程中下游药品配置记录、合理用药检查记录相关项目具备完善的数据对照

续表

项目序号	项目代码	工作角色	业务项目	评价类别	主要评价内容	功能评分	数据质量评价内容
10	03.01.6		处方书写 (有效应用按门诊处方数计算)	基本	(1) 书写处方时可跟踪既往方执行情况 (2) 处方数据能够自动作为门诊病历内容 (3) 能够接收到开方医师自己处方的点评结果 (4) 发生药物不良反应时能够有记录与上报处理功能	6	1. 处方数据整合性、及时性 2. 处方记录与处方点评记录中重要项目数据能够对照 3. 处方开立与药品审核、配置发药时间符合逻辑关系
10	03.01.7		统计近3个月达到各级别功能的门诊处方数,计算这些门诊处方数与门诊总处方数的比例	基本	(1) 下达处方时,可查询病人本机构内外的医疗记录 (2) 自动根据以往医疗机构内外的诊治和用药情况自动进行医嘱核查并给出提示 (3) 处方及用药说明可供病人查阅 (4) 医疗机构之间共享的病人处方信息中应包含可靠电子签名	7	区域协同有关药品处方、用药记录,诊断等数据可对照
10	03.01.8	门诊医师		基本	能获取病人全生命周期的信息资料,并能够进行集中展示,包括机构内外的医疗信息,健康信息,随访信息,病人自采健康信息(如健康记录,可穿戴设备数据)等	8	
11	03.02.0		门诊检验申请 (有效应用按门诊检验项目人次比例计算) 统计近3个月门诊申请各项检验所达到的人次数,计算各级别的人次数,计算各级别功能实现人次与总检验人次比例		医师手工下达检验申请	0	
11	03.02.2				可从本科室共享的字典中选择项目,产生检验申请	2	
11	03.02.3			基本	(1)检验申请能传送给医技科室 (2)下达申请时有多科室公用的项目字典支持	3	门诊检验申请关键数据项与字典的一致性
11	03.02.4				(1)下达申请时可得与项目相关的适应证,标本采集、检查意义等信息 (2)有全院统一的检验项目字典	4	门诊检验申请必填项的完整性

续表

项目序号	项目代码	工作角色	业务项目	评价类别	主要评价内容	功能评分	数据质量评价内容
11	03.02.5				(1) 检验申请数据全院统一管理 (2) 有全院统一的检验标本字典并在申请中使用 (3) 下达检验申请单时，能查询临床医疗记录	5	1. 门诊检验申请必填项、常用项的完整性 2. 门诊检验申请记录与检验科室相关登记记录具备完善的数据对照
11	03.02.6	门诊医师	门诊检验申请（有效应用按门诊检验项目人次比例计算）统计近3个月门诊申请各检验项目所达到相应级别的人次数，计算各级别功能实现人次与总检验人次比例	基本	(1) 形成完整的检验闭环，检验申请、诊断、标本情况能够随时跟踪 (2) 能够针对病人性别、诊断，以往检验申请结果等进行申请合理性自动审核并针对问题请给出提示	6	1. 门诊检验申请记录时间项目完整性 2. 检验申请记录与医疗记录上下游相关记录过程合乎时间逻辑关系
11	03.02.7				(1) 申请检验时，能够查询历史检验结果、其他医疗机构检验结果和报告 (2) 具有适用于门诊的疾病诊断知识库提供诊断辅助的检验方案	7	区域协同有关检验申请记录与外部检验登记数据记录相关项目的可对照性
11	03.02.8				(1) 可查看病人自采健康记录内容 (2) 可以利用病人医疗方及健康数据，为病人制订持续的检验计划	8	
12	03.03.0		门诊检验报告（有效应用门诊检验报告所达到相应级别的人次比例计算）统计近3个月门诊检验报告所达到相应级别的人次数，计算各级别功能实现人次		未使用电子化方式传送检验报告	0	

续表

项目序号	项目代码	工作角色	业务项目	评价类别	主要评价内容	功能评分	数据质量评价内容
12	03.03.1				可在计算机中查询到检验结果,但限于或利用文件或移动存储设备获取检验结果,人工导入	1	
12	03.03.2				(1) 有供全科共享的检验报告记录系统 (2) 检验结果数据通过文件或移动存储备导入,但可在科室内共享	2	
12	03.03.3			基本	能查阅医技科室的检验报告,查阅工具可以是集成检验系统界面,直接利用检验系统	3	门诊医师看到的检验报告数据与检验报告关键数据项与字典的一致性
12	03.03.4	门诊医师	门诊检验报告 (有效应用按门诊检验项目人次比例计算) 统计近3个月门诊各项检验报告所达到相应级别的人次数,计算各级别功能实现人次与总检验人次比例	基本	(1) 能够在门诊医师工作环境中查阅检验报告 (2) 医师工作站中可查阅历史检验结果 (3) 能够给出结果参考范围及结果异常标记 (4) 查看检验报告时,可获得项目说明 (5) 检验报告与申请单可进行关联对应	4	门诊检验报告必填项的完整性
12	03.03.5			基本	(1) 查阅报告时,对于多项正常参考值的项目能够根据检验结果和诊断,性别,生理指标等自动给出正常结果的判断与提示 (2) 可根据历史检验结果绘制趋势图 (3) 对于危急值检验结果,门诊医师在任系统中看到	5	1. 门诊检验报告必填项、常用项的完整性 2. 门诊检验报告与检验科室检验数据相关项目具备完善数据的数据的对照
12	03.03.6				(1)可随时跟踪检验进展情况和结果 (2)对于危急检验结果,能够主动(如系统弹窗)通知医师、护士	6	1. 门诊检验报告中时间相关数据完整性 2. 门诊危急值报告时间与检验报告记录的时间符合逻辑关系

续表

项目序号	项目代码	工作角色	业务项目	评价类别	主要评价内容	功能评分	数据质量评价内容
12	03.03.7		门诊检验报告 （有效应用按门诊检验项目人次比例计算） 统计近3个月门诊各项检验报告所达到相应级别的人次数,计算各级别功能实现人次与总检验人次比例	基本	(1) 能够对比历史检验结果和其他医疗机构的检验结果 (2) 对于危急值通知或具有按时效管控,按接收人员分级通知,处理记录反馈功能 (3) 委托外部机构完成的检验结果,可直接浏览报告结果,并与检验申请关联	7	1. 区域协同有关检验报告数据的可对照性 2. 门诊看到的其他医疗机构检验报告项目与本院检验项目有对照
12	03.03.8			基本	可利用病人医疗机构内外的医疗及健康信息提出处理建议,病人自采数据有明显标示,可与本机构数据进行比较,绘制趋势图等	8	
13	03.04.0	门诊医师			医师手工下达检查申请	0	
13	03.04.2		门诊检查申请 （有效应用按门诊检查项目人次比例计算） 统计近3个月门诊检查各项检查所达到相应级别的人次数,计算各级别功能实现人次与总检查人次比例		从科室预定字典中选择项目,产生检查申请	2	
13	03.04.3				(1) 下达申请时能够调用本科室产生的病情摘要 (2) 检查申请能传送给医技科室	3	门诊检查申请关键数据项与字典的一致性
13	03.04.4				(1) 下达申请时能获得其他部门的病情摘要、诊断,具有检查适应证,作用,注意事项询功能 (2) 检查申请能实时传送给相关科室 (3) 检查项目来自全院统一字典	4	门诊检查申请必填项的完整性
13	03.04.5				(1) 检查申请数据全院统一管理 (2) 开写检查申请时,可以浏览病人重要病历信息	5	1. 门诊检查申请必填项、常用项的完整性 2. 门诊的检查申请记录与检查科室登记记录具备完善的数据对照

续表

项目序号	项目代码	工作角色	业务项目	评价类别	主要评价内容	功能评分	数据质量评价内容
13	03.04.6		门诊检查申请(有效应用按门诊检查项目人次比例计算)	基本	(1)申请后可随时跟踪检查进展情况 (2)检查申请可利用全院统一的检查安排表自动预约 (3)下达申请时,能够针对病人性别、诊断,以往检查结果等对申请合理性进行自动检查并提示	6	1.门诊检查申请记录常用项完整性 2.门诊检查申请记录与检查科室登记记录同时间符合逻辑关系
13	03.04.7		统计近3个月门诊申请各项检查所达到相应各级别的人次数,计算各级别功能实现人次与总检查人次比例		(1)申请检查时,能够查阅病历史检查结果和报告 (2)下达申请时可根据诊断及知识库提出所需检查项目建议	7	区域协同有关数据的可对照性
13	03.04.8	门诊医师			(1)可利用其他医疗机构检查开写内容作作为检查开写的参考依据 (2)可以利用病人医疗及健康数据,为病人制订持续的检查计划	8	
14	03.05.0		门诊检查报告(有效应用按门诊检查项目人次比例计算)		手工传送检查报告	0	
14	03.05.1				能够用计算机查阅检查报告,但数据未自文件或移动存储设备方式	1	
14	03.05.2		统计近3个月门诊各项检查报告所达到相应级别的人次数,计算各级别功能实现人次与总检查人次比例		(1)计算机中可查阅检查报告或图像,数据来自文件或移动存储设备导入 (2)检查报告或图像在科室内保存共享	2	
14	03.05.3				能通过网络,利用界面方式调用集成或调阅医技科室的检查报告或图像	3	门诊检查报告关键数据项与字典的一致性

续表

项目序号	项目代码	工作角色	业务项目	评价类别	主要评价内容	功能评分	数据质量评价内容
14	03.05.4			基本	(1) 可通过系统内嵌方式查阅检查报告和图像信息 (2) 查看检查报告时可以按照项目查询结果说明信息 (3) 检查报告与申请单可进行关联对应	4	门诊检查报告必填项的完整性
14	03.05.5	门诊医师	门诊检查报告 (有效应用按门诊各检查项目人次占比例计算) 统计近3个月门诊各项检查报告所达到相应级别的人次数,计算各级别功能实现人次与总检查人次比例	基本	(1) 检查报告和图像来自全院统一管理的数据 (2) 查阅报告时,能够显示测量结果,对于有正常参考值的项目能显示参考范围及自动产生异常标记 (3) 对于检查危急值,门诊医师能够在系统中看到	5	1. 门诊检查报告必填项、常用项的完整性 2. 门诊医师看到的检查报告记录与申请单、检查科室记录相关的项目应具备完善的数据对照
14	03.05.6				(1) 在医师工作站能够跟踪检查过程和结果 (2) 查阅报告时,对于有多正常参考值的测量项目能够根据测量结果和病人年龄、性别,诊断、生理指标等,自动给出正常异常结果的判断与提示 (3) 对于检查危急值,能够主动(如系统弹窗)通知医师、护士	6	1. 门诊检查报告记录中时间相关数据的完整性 2. 门诊医师看到检查报告记录时间与检查科室记录相关时间应符合医疗流程逻辑关系
14	03.05.7			基本	(1) 能够对比历史检查结果和其他医疗机构的检查结果 (2) 对于危急值通知具有按时效闭环管整、分级通知、反馈功能 (3) 具有对检查结果进行判断并按照诊疗指南或知识库等提示后续诊疗工作	7	区域协同中检查报告记录应与院内相关数据可对照
14	03.05.8	门诊医师		基本	(1) 可利用病人医疗机构内外的检查结果及健康信息提出处理建议 (2) 病人自采健康记录数据有明显标记	8	

续表

项目序号	项目代码	工作角色	业务项目	评价类别	主要评价内容	功能评分	数据质量评价内容
15	03.06.0				医师手工书写病历	0	
15	03.06.1				(1) 门诊病历记录保存在本地 (2) 门诊病历记录可通过文件、移动存储设备方式供他人使用	1	
15	03.06.2				(1) 有专用软件书写门诊病历记录并可以在科室内共享 (2) 书写病历时可调用挂号和本科护士顸诊采集的数据	2	
15	03.06.3	门诊医师	门诊病历记录 （有效应用按门诊人次数计算） 统计近3个月书写门诊病历功能达到各个级别的门诊人次数。计算各级别门诊人次数与门诊总人次数比例		(1) 书写病历记录可供其他部门共享 (2) 书写病历时，可通过界面集成或调用其他系统模块方式查阅检查、检验信息	3	门诊病历关键数据项写字典的一致性
15	03.06.4			基本	(1) 门诊病历记录可按照病历书写基本规范列出的基本内容项目进行结构化存储，有可定义的病历格式和选项 (2) 门诊病历记录能够全院共享	4	重点考查门诊病历必填项的完整性，是否涵盖主诉、现病史、既往史、查体、诊断、处理意见等内容
15	03.06.5			基本	(1) 能提供插入检查检验结果功能 (2) 可对门诊病历内容检索 (3) 病历数据与处方、检查报告等数据库全院一体化管理 (4) 历史病历（包括住院或门诊纸质病历）完成数字化，可查阅，并能够与其他病历整合 (5) 对于已提交文档的病历能自动记录、保存病历记录所有修改的痕迹	5	1. 门诊病历必填项、常用项的完整性 2. 门诊病历记录描述内容满足合理性数据量。

续表

项目序号	项目代码	工作角色	业务项目	评价类别	主要评价内容	功能评分	数据质量评价内容
15	03.06.6		门诊病历记录(有效应用按门诊人次数计算)		(1)门诊病历具有安全控制机制,分科室访问权限机制和日志 (2)有法律认可的可靠电子签名 (3)可根据诊断,性别,年龄等自动定义病历结构和格式	6	病历建立与书写相关时间记录符合医疗过程逻辑关系
15	03.06.7	门诊医师	统计近3个月书写门诊病历功能达到各个级别的门诊人次数。计算各级别门诊人次数与门诊总人次数比例	基本	(1)能够浏览医疗机构内外病历记录的内容 (2)能够按照诊疗指南进行病历书写内容提示 (3)病历书写有对书写内容有智能检查与提示功能 (4)可根据病人情况智能推荐模板 (5)支持病人在院外浏览本人的门诊病历记录,具备授权控制,并有完整的浏览记录	7	区域协同中门诊所看到的院外病历能够与就诊病人有准确关联
15	03.06.8			基本	(1)可进行本院病历内容与其他医疗机构病历内容的联合检索,能够引用机构内外的医疗信息,健康记录,体征检测,随访信息,病人自采健康记录等内容 (3)本院病历记录可提供给其他医疗机构的浏览,浏览具备权限管理操作记录	8	

检查科室

范围：主要评估针对病人进行的各种检查所对应信息系统的功能与应用情况。所考查的内容包括由专门的检查科室开展的项目，临床专科开展的需要出具检查报告的项目。具体检查类别如：放射、超声、内窥镜、核医学各类影像检查、心电图、脑电图等各类电生理检查，各个专科针对口腔、心脏、神经、妇产、耳鼻喉、眼耳鼻喉等各个方面进行的需出具报告的检查。病理检查的申请、报告、图像处理也纳入本角色的各个项目评价，但病理的标本管理纳入检验科室角色中的标本管理项目评价。

项目序号	项目代码	工作角色	业务项目	项目类别	系统功能评价内容	功能评分	数据质量评价内容
16	04.01.0				未用计算机进行预约登记	0	
16	04.01.1				(1) 在本地登记来检查病人的情况，代替登记本 (2) 登记记录可导出供后续应用	1	
16	04.01.2			基本	科室内部应用检查预约与登记系统，数据仅在科室内部共享	2	
16	04.01.3	检查科室	申请与预约 (有效应用按总检查项目人次比例计算) 统计近3个月接收与处理申请预约功能的达到各个级别功能的人次数，计算与总检查人次数的比例	基本	(1) 检查项目清单可供门诊、病房等临床科室共享 (2) 可获取门诊、病房的申请	3	检查科室接收的申请记录关键数据项与字典的一致性
16	04.01.4				(1) 可根据检查内容生成注意事项 (2) 检查安排数据可被全院查询	4	检查申请记录与预约安排记录必填项的完整性
16	04.01.5				(1) 检查安排时间表能够提供全院共享，并能够及时进行同步 (2) 各临床科室能依据检查安排表进行预约，预约结果可全院共享 (3) 有自动安排检查时间的规则，能够提供默认认可的检查时间安排	5	1. 检查申请记录必填项、常用项的完整性 2. 检查系统检查申请记录与电子病历系统备份检查申请记录具备完善的数据对照

171

续表

项目序号	项目代码	工作角色	业务项目	项目类别	系统功能评价内容	功能评分	数据质量评价内容
16	04.01.6				(1) 能够实时掌握病人在其他检查和治疗部门的状态 (2) 可结合其他部门检查、治疗安排,智能提示检查安排时间的冲突并给出提示	6	检查申请记录与医疗流畅上下游相关记录是否相符合逻辑关系
16	04.01.7	检查科室	申请与预约 (有效应用按总检查项目人次比例计算) 统计近3个月接收与处理申请预约达到的各个级别功能的人次数,计算人次与总检查人次数的比例	基本	(1) 支持获取医疗机构以外的检查申请并能够进行病人ID对照、诊疗项目对照 (2) 提供根据院内、外历史检查安排情况,进行是否检查的提示功能 (3) 有根据检查预约、等候、执行检查时间进行本部门服务效率分析工具 (4) 病人可在院外查看检查申请单状态,可通知两人预约时间、检查注意事项等	7	区域协同有关的检查申请记录数据可对照
16	04.01.8				(1) 可获取区域同类型检查预约安排服务相关指标 (2) 能够根据病人检查项目分布,区域服务效率情况分析本部门服务效率	8	
17	04.02.0		检查记录 (有效应用按总检查项目人次比例计算) 统计近3个月检查记录处理达到各个级别功能的人次数,计算人次与总检查人次数的比例		手工进行检查过程记录	0	
17	04.02.1				(1) 检查记录使用单机系统处理并保存在本地 (2) 能导出数据供他人使用	1	
17	04.02.2			基本	有科室范围的检查管理系统,信息仅在科室内使用	2	
17	04.02.3				(1) 记录检查结果过程中,能够查看临床申请中的信息,确保结果与申请病人准确对应 (2) 具有连接检查设备示采集数据功能 (3) 能够提供检查数据和图像访问与查询工具,或能够为其他系统提供界面集成环境	3	检查记录关键数据项与字典的一致性

续表

项目序号	项目代码	工作角色	业务项目	项目类别	系统功能评价内容	功能评分	数据质量评价内容
17	04.02.4				(1) 所记录的检查数据、检查图像供全院共享 (2) 有供全院应用的检查数据或图像访问与显示工具	4	检查记录必填项的完整性
17	04.02.5				(1) 检查结果、检查图像在全院有统一管理机制 (2) 可以长期存储记录	5	1. 检查记录必填项、常用项的完整性 2. 检查记录与检查申请相关的数据项具备完善的数据对照
17	04.02.6	检查科室	检查记录 (有效应用按总检查项目人次比例计算) 统计近3个月检查记录处理达到各个级别功能的人次数,计算与总检查人次数的比例	基本	(1) 检查数据产生过程有状态记录,并有查询和跟踪工具 (2) 检查全过程数据记录有防止病人、检查数据、图像不对应的自动核查处理 (3) 记录检查测量值时具有基本的选择或自动判断提示功能,包括:各种测量值的合理范围,注释说明的合理阅读、范围等	6	检查记录与医疗流程上下游相关数据记录中的时间项符合逻辑关系
17	04.02.7				(1) 能够获取外部检查数据和检查状态并进行记录,本科室检查记录和状态可传给外部系统使用 (2) 具有针对检查记录的病人识别和防止数据差错对照录错规则工具 (3) 检查等候过程中可通知病人检查顺序、等候人数、预计检查时间等信息	7	无要求
17	04.02.8				有针对检查记录的数据完整性、数据记录管理等质量控制工具	8	

续表

项目序号	项目代码	工作角色	业务项目	项目类别	系统功能评价内容	功能评分	数据质量评价内容
18	04.03.0				手工书写报告	0	
18	04.03.1			基本	(1) 手工输入检查报告并保存在本地 (2) 检查报告能通过文件或移动存储设备导出数据供他人使用	1	
18	04.03.2				(1) 报告书写可引用检查登记记录、检查记录数据内容 (2) 报告中的诊断可与本科室检查登记共享	2	
18	04.03.3				(1) 检查报告可供临床科室或其他部门共享 (2) 检查报告能够与检查图像关联	3	检查报告记录关键数据项与字典的一致性
18	04.03.4	检查科室	检查报告 (有效应用按总检查项目人次比例计算) 统计近3个月检查报告处理达到各个级别功能的人次数，计算与总检查人次数的比例		(1) 检查报告有初步结构化，能够区分检查所见与检查结果 (2) 检查报告能够全院共享	4	检查报告记录必填项的完整性
18	04.03.5				(1) 检查报告内容有定义格式与模板 (2) 书写报告时可根据项目、诊断提供候选模板	5	1. 检查报告记录必填项，常用项目的完整性 2. 检查报告与上游相关记录项目具备完善的数据对照
18	04.03.6				(1) 报告书写环境中有查询与引用临床信息、其他部门信息工具 (2) 具有法律认可的可靠电子签名 (3) 检查报告有安全控制机制与访问日志	6	检查报告记录与医疗流程上下游相关数据记录中有段时间记录符合逻辑关系

续表

项目序号	项目代码	工作角色	业务项目	项目类别	系统功能评价内容	功能评分	数据质量评价内容
18	04.03.7		检查报告 (有效应用按检查项目人次比例计算) 统计近3个月检查报告处理达到各个级别功能的人次数,计算与总检查人次数的比例	基本	(1) 能够在报告书写报告时查阅其他医疗机构的检查结果 (2) 支持将医院外部申请的报告传送回申请者 (3) 书写报告过程中有智能提示,有智能化的同词汇控制 (4) 支持病人在院外浏览本人的检查报告,并有完整的浏览记录	7	区域协同中有关检查报告的数据可对照
18	04.03.8			基本	(1) 有对检查报告内容规范性的管理控制 (2) 能够获取区域检查报告的检查阳性率等质控指标,并有将本科室指标与之对比的工具	8	
19	04.04.0	检查科室	检查图像 (有效应用按有图像人次比例计算) 统计近3个月检查图像结果处理达到各个级别功能的人次数,计算与总检查人次数的比例		系统中不能够获取数字化图像	0	
19	04.04.1				(1) 有检查设备附带工作站获取数字图像,但仅在单机中记录 (2) 图像可以通过文件或移动存储设备方式导出	1	
19	04.04.2				(1) 可通过网络获取检查图像 (2) 图像数据能够在本科室系统保存并共享 (3) 检查图像能够与本科室预约与登记数据对照	2	重点考察检查图像相关关键数据项与字典库的一致性,如检查工作单与检查申请序号关联的比例等
19	04.04.3				(1) 检查图像能够提供门诊或住院病房共享 (2) 检查图像可与门诊或住院的申请、病人基本信息对照 (3) 具有检查工作清单 (4) 能提供图像浏览工具供其他系统进行界面集成	3	
19	04.04.4			基本	(1)检查图像供全院共享,有符合DICOM标准的图像访问体系 (2)能够调整图像灰阶等参数化记录	4	检查图像记录相关必填项的完整性

续表

项目序号	项目代码	工作角色	业务项目	项目类别	系统功能评价内容	功能评分	数据质量评价内容
19	04.04.5		检查图像（有效应用按有图像结果检查项目人次比例计算）	基本	(1) 建立全院统一的图像存储体系 (2) 支持符合 DICOM 标准的图像显示终端访问调图像数据 (3) 有完整的数据访问控制体系，支持指定用户、指定病人，指定检查的访问控制 (4) 具有图像质控功能，并有记录	5	1. 检查图像记录相关必填项、常用项的完整性 2. 检查过程登记产生的记录与影像设备产生的记录具备完善的数据对照
19	04.04.6	检查科室	统计近 3 个月检查图像采集与处理达到各级别功能的人次	基本	(1) 图像产生过程、图像质控、图像重现均有跟踪与管理 (2) 提供图像注释说明记录并能够与临床科室共享 (3) 历史图像完成数字化处理，并能够与其他图像整合	6	检查图像记录与上下游相关记录中的时间符合逻辑关系
19	04.04.7		数，计算与功能的人次个级别功能处理的人次数，计算与检查图像结果检查项目人次的比例		(1) 支持其他医院医图引入院内部影像系统，本院图像可通过网络和标准的访问接口提供给其他医院使用 (2) 支持病人在本院外浏览本人的检查图像，具备授权控制，并有完整的浏览记录	7	区域协同影像检查有关的病人、检查内容相关数据相有可对照性
19	04.04.8				参加区域检查科室影像质量评价并有记录	8	

检验处理

范围:医院中的各种利用病人体内取出的标本进行的分析检查。包括血液学、免疫、生化等各种类型的检验,各种床旁(如床旁血糖、血气分析等)检验。病理检查纳入的标本处理人本角色的评价。

项目序号	项目代码	工作角色	业务项目	评价类别	系统功能评价内容	功能评分	数据质量评价内容
20	05.01.0			未用计算机登记		0	
20	05.01.1				(1) 实验室接收检验标本时在本地计算机登记 (2) 登记数据可以文件或移动存储设备方式导出	1	
20	05.01.2				(1) 接收标本时贴条码供实验室共享数据,有标本查重处理 (2) 可实现标本登记并用于实验室内管理	2	
20	05.01.3	检验处理	标本处理 (有效应用按总检检验项目人次比例计算) 统计近3个月检验标本处理达到各个级别功能的人次数,计算与总检验人次数的比例		(1) 检验标本采集时依据申请数据 (2) 使用机读方式标识标本 (3) 标本在实验室检验过程各环节有记录	3	标本记录关键数据项与字典的一致性
20	05.01.4				(1) 临床科室有与实验室共享的标本字典并具有与项目关联的采集要求说明 (2) 实验室与临床科室共享标本数据 (3) 标本采集和检验全程记录并在全院共享	4	标本记录必填项的完整性
20	05.01.5				(1) 标本字典、标本采集记录等数据在医院统一管理 (2) 标本采集可根据检验知识库进行标本类型、病人关联、采集要求的核对,防止标本差错 (3) 对接收到的不合格标本有记录	5	1. 标本记录必填项、常用项的完整性 2. 标本记录与检验申请项目具备完善的数据对照

续表

项目序号	项目代码	工作角色	业务项目	评价类别	系统功能评价内容	功能评分	数据质量评价内容
20	05.01.6		标本处理（有效应用按总检验项目人次比例计算）	基本	(1) 标本采集、传送及交接状态可获得，并能够提供给实验室、临床室共享 (2) 能够提供与病人用药、生理周期、检验项目等相关联的自动核对，避免获得不合格的标本 (3) 对于不合格标本能够反馈给采集部门并有说明	6	1. 标本传送记录完整性 2. 检验申请记录与标本处理相关记录中时间项目符合医疗处理流程的逻辑关系
20	05.01.7	检验处理	统计近3个月检验标本处理达到各个级别功能的人次数，计算与总检验人次数的比例	基本	(1) 支持获取本医疗机构以外的检验申请并能够接收这些申请对应的标本 (2) 病人可在院外查阅病人的待检项目，并有访问控制措施 (3) 可通知病人标本采集时间，注意事项等	7	区域协同检验标本传送中有关数据中病人标识应可对照
20	05.01.8			基本	(1) 具有统计分析标本采集到接收时间的记录，并依据数据进行质量管理分析与控制 (2) 可获得区域标本质量管理指标并用于与本实验室质量数据进行对比分析	8	
21	05.02.0		检验结果记录（有效应用按总检验项目人次比例计算）		未用计算机记录	0	
21	05.02.1			基本	(1) 手工输入检验结果或用计算机采集检验数据 (2) 数据在本地记录，代替手工登记本	1	
21	05.02.2		统计近3个月检验结果记录达到各个级别功能的人次数，计算与总检验人次数的比例	基本	(1) 计算机系统能够从检验仪器获得检验数据 (2) 检验结果能在实验室内共享	2	
21	05.02.3			基本	(1) 检验结果能够传送给临床科室 (2) 有自动判断检验正常值，提示正常范围功能 (3) 检验系统提供现现检验结果工具供其他系统进行界面集成或直接调用	3	检验结果记录关键数据项与字典的一致性

续表

项目序号	项目代码	工作角色	业务项目	评价类别	系统功能评价内容	功能评分	数据质量评价内容
21	05.02.4			基本	(1) 检验结果可供全院共享,可为医院其他系统提供检验数据接口 (2) 出现危急检验结果时能够向临床系统发出及时警示 (3) 对支持双向数据交换的仪器实现双向数据交换	4	检验结果记录必填项的完整性
21	05.02.5	检验处理	标本处理 (有效应用按总检验项目人次比例计算) 统计近3个月检验标本处理达到各个级别功能的人次数,计算与总检验人次数的比例		(1) 检验结果作为医院整体医疗数据管理体系内容 (2) 检验结果可按项目进行结构化数据记录 (3) 有实验室内质控记录	5	1. 检验结果记录必填项,常用项目的完整性 2. 检验结果记录与上下游流程中的记录具备完善的数据对照
21	05.02.6				(1) 检验结果产生过程可随时监控,状态能够及时通知临床科室 (2) 有结合临床诊断,药物使用、检验结果数据进行结果审核分析的知识库,并能够提供相关提示	6	检验结果记录与上下游相关记录时间项符合医疗过程逻辑关系
21	05.02.7				(1) 检验结果数据记录可区分院内与院外检验 (2) 有完整的实验室间质控记录	7	区域协同中检验记录有关数据中病人、检验项目,标本数据可对照
21	05.02.8				可获得区域检验质控指标,并能够用于与本实验室质控指标对比	8	
22	05.03.0		报告生成 (有效应用按总检验报告项目人次比例计算) 统计近3个月检验报告处理达到各个级别功能的人次数,计算与总检验人次数的比例		手工书写报告	0	
22	05.03.1				(1) 输入数据后在本地产生报告单 (2) 可用文件或移动存储设备方式导出检验报告	1	
22	05.03.2			基本	(1) 能根据检验仪器采集数据自动形成报告 (2) 产生报告单在检验科内共享	2	

续表

项目序号	项目代码	工作角色	业务项目	评价类别	系统功能评价内容	功能评分	数据质量评价内容
22	05.03.3	检验处理	报告生成（有效应用按总检验项目人次比例计算）统计近3个月检验报告处理达到各个级别功能的人次数,计算与总检验人次数的比例	基本	(1)检验报告供其他部门共享 (2)检验报告中有的参考范围提示 (3)检验报告能够与临床检验申请自动对应	3	检验报告记录关键数据项与字典的一致性
22	05.03.4				(1)报告数据可供全院使用 (2)审核报告时,可查阅病人历史检验结果 (3)发出报告中的异常检验结果的标识 (4)检验报告包括必要的数值,曲线,图像	4	检验报告记录必填项填报的完整性
22	05.03.5			基本	(1)检验报告纳入全院统一数据管理体系 (2)报告审核时能自动显示病人同项目的历史检验结果为参考	5	1.检验报告记录必填项,常用项的完整性 2.检验报告记录与医疗流程上下游相关记录中的关键项目具备完善的数据对照
22	05.03.6			基本	(1)检验审核,结果状态能够与临床共享 (2)检验的标本接收,分析,审核等过程有完整记录并能够对环节监控 (3)报告审核时可自动显示病人历史检验结果和其他相关结果供其他申请者	6	检验报告记录与医疗流程上下游相关记录中时间关系符合医疗过程逻辑
22	05.03.7			基本	(1)支持将院外检验结果传送回申请者 (2)能够根据检验结果,历史检验情况自动进行报告是否需要人工审核的判断,可根据性别,年龄,诊断,历史检验报告,具备授权控制,并有完整的浏览记录 (3)支持病人在院外浏览本人的检验报告	7	区域协同检验报告有关数据与外部机构具有可对照性
22	05.03.8			基本	可求得区域检验报告质量指标数据,并与本实验室的阳性率,重复检验率,质控等质量指标进行对照分析	8	

治疗信息处理

范围:医院中开展的各种需要持续多次重复执行的专科检查。主要包括:透析、康复、放射治疗、针灸、推拿等项目,部分临床科室有计划执行的持续或需要多次重复执行的专门治疗项目,但不包括药物治疗(如化疗、输液、注射等)、外科换药,需要进入手术室的手术治疗。

项目序号	项目代码	工作角色	业务项目	项目类别	系统功能评价内容	功能评分	数据质量评价内容
23	06.01.0				未用计算机登记和记录	0	
23	06.01.1				(1)治疗科室使用计算机记录治疗申请、预约或治疗记录数据 (2)治疗相关信息可通过文件、移动存储设备方式提供其他系统共享	1	
23	06.01.2	治疗信息处理	一般治疗记录 (有效应用比例计算) 统计近3个月各项治疗记录处理达到各个级别功能的人次数,计算与总治疗人次数的比例		(1)治疗科室有部门内治疗登记记录系统 (2)申请、治疗记录等数据在科室内能够共享	2	
23	06.01.3				(1)治疗时间安排、预约、记录能够与其他临床科室共享 (2)治疗申请、预约、记录能够与其他临床科室共享 (3)可提供治疗数据访问界面或记录供其他部门调用	3	一般治疗记录关键数据项与字典的一致性
23	06.01.4				(1)治疗安排信息可被全院查询 (2)治疗记录数据可供全院访问,有数据交换接口	4	一般治疗记录中必填项的完整性
23	06.01.5			基本	(1)有每次治疗的登记或执行记录,内容包括时间、项目等 (2)治疗记录纳入全院统一的医疗档案体系 (3)治疗过程中的医疗评估有记录	5	1.一般治疗记录必填项、常用填项的完整性 2.治疗记录能够医疗流程相关记录具备完善的数据对照

续表

项目序号	项目代码	工作角色	业务项目	项目类别	系统功能评价内容	功能评分	数据质量评价内容
23	06.01.6		一般治疗记录(有效应用按治疗项目人次比例计算)	基本	(1)治疗过程里各环节有记录,可监控 (2)治疗评估能够利用检验、检查的数据 (3)对于高风险治疗有警示和必要的核查 (4)可根据评估结果对治疗方案自动给出建议	6	1.一般治疗预约记录完整性 2.一般治疗相关记录之间时间记录符合医疗过程的逻辑关系
23	06.01.7		统计近3个月各治疗记录处理达到各级别功能的人次数,计算与总治疗人次数的比例	基本	(1)可接收医疗机构外部的治疗申请,并能够将治疗记录传送回申请者 (2)支持病人在院外浏览本人的治疗计划与安排	7	区域协同治疗记录有关数据中病人,治疗项目可对照
23	06.01.8	治疗信息处理		基本	能够获得区域治疗科室数量,质量指标,并能用于与本科室数质量指标对比	8	
24	06.02.0				手工登记安排	0	
24	06.02.1		手术预约与登记(有效应用按手术台次计算)		(1)手术室使用计算机记录手术安排 (2)数据可通过文件或移动存储设备方式导出	1	
24	06.02.2		统计手术预约与登记达到各级别功能的科室数,计算与全部手术科室数的比例		(1)在手术室登记手术安排,信息供手术室其他环节使用 (2)术后能够校正申请安排时记录的信息 (3)有已定义的手术名称表	2	
24	06.02.3				(1)在临床科室申请手术 (2)手术室安排信息与其他部门共享 (3)手术室与临床科室能共享手术名称、编码信息	3	手术记录关键数据项与字典的一致性

续表

项目序号	项目代码	工作角色	业务项目	项目类别	系统功能评价内容	功能评分	数据质量评价内容
24	06.02.4				(1) 手术申请与安排记录供全院使用 (2) 支持麻醉医师查看手术安排记录并支持麻醉相关信息的修正 (3) 能够提供手术准备、材料准备清单 (4) 有全院统一的手术名称表、手术编码	4	手术记录必填项的完整性
24	06.02.5	治疗信息处理	手术预约与登记(有效应用按手术台次计算)		(1) 手术记录数据与手术安排衔接,成为医院统一医疗记录管理体系内容 (2) 提供机读手段标识病人并提示部位、术式、麻醉方式的信息 (3) 实现手术分级管理,具有针对手术医师的权限控制	5	1. 手术记录必填项、常用项的完整性 2. 手术申请记录与相关手术具备完善记录中的病人、手术能够与数据对照
24	06.02.6		统计手术预约与登记达到各级别功能的科室数,计算按手术科室数的比例	基本	(1) 具有对手术全过程状态记录及在院内显示功能 (2) 手术过程信息、手术物品清点与核对数据成为手术记录内容 (3) 根据检查、检验结果,病人评估信息和知识库,对高风险手术、对高风险手术能给出警示 (4) 对于术前文档有完整性检查,并对问题给出提示	6	1. 手术记录完整性 2. 手术记录与相关上下游记录之间时间符合医疗过程的逻辑
24	06.02.7				(1) 能够获取病人在其他医院手术信息 (2) 手术记录结果可供其他医院使用 (3) 有病人ID对照功能 (4) 可告知病人家属手术进行状态等信息	7	区域协同医疗中病历记录有关手术信息的病人、手术项目能够与医院对照
24	06.02.8				能够获得区域手术分级信息以及难度、数量指标、质量指标,并用于与本院手术难度与数量、质量指标对比	8	

续表

项目序号	项目代码	工作角色	业务项目	项目类别	系统功能评价内容	功能评分	数据质量评价内容
25	06.03.0				手工记录并绘制麻醉记录单	0	
25	06.03.1				(1) 各手术间单独记录麻醉及监护的体征数据,生成麻醉记录单 (2) 麻醉记录单可通过移动存储设备或导出文件方式导出供其他计算机使用	1	
25	06.03.2				(1) 麻醉机,各种监护仪等仪器使用计算机自动采集和记录 (2) 麻醉记录单数据通过网络在手术室共享	2	
25	06.03.3	治疗信息处理	麻醉信息(实现比例手术台次合计) 统计近3个月麻醉记录达到各级别功能台次数,计算与总台次数的比例		(1) 麻醉记录数据可供手术科室共享 (2) 提供麻醉记录单查看工具供其他系统进行界面集成 (3) 能够记录术中用药情况并在麻醉记录单中体现	3	麻醉记录关键数据项与字典的一致性
25	06.03.4			基本	(1) 麻醉记录供全院共享,提供其他系统数据接口 (2) 可提供1种以上麻醉风险评分功能	4	麻醉记录必填项的完整性
25	06.03.5			基本	(1) 麻醉记录数据纳入医院整体医疗记录 (2) 能够判断麻醉过程中出现的非正常监测参数,并在麻醉记录单和相关图表中显示	5	1. 麻醉记录必须项、常用项的完整性 2. 麻醉记录与相关的手术记录具备完善的数据对照
25	06.03.6			基本	(1) 麻醉过程重要信息可全程进行记录和显示 (2) 在麻醉过程中出现危急生理参数时,根据知识库进行自动判断并给出提示	6	麻醉记录与相关记录时间符合医疗过程逻辑关系

续表

项目序号	项目代码	工作角色	业务项目	项目类别	系统功能评价内容	功能评分	数据质量评价内容
25	06.03.7		麻醉信息(当现比例/手术台次计算)统计近3个月麻醉记录达到各级别功能台次数,计算与总台次数的比例		可获得其他医院病历中的麻醉记录信息,并用于术前访视与风险评估参考	7	区域医疗中外部病历中的麻醉记录中病人,麻醉方法信息能够与本院相应记录对照
25	06.03.8				能够获得区域麻醉质量控制指标,并用于与本院麻醉质量进行对比分析	8	
26	06.04.0				手工记录手绘制,书写监护记录	0	
26	06.04.1	治疗信息处理	监护数据(有效应用按监护仪设备类别监护仪数据处理的监护台次数量,计算与在用总监护仪台数的比例)		监护仪数据可传输给中心站,数据可用文件或移动存储设备方式导出	1	
26	06.04.2				(1)能够连续记录监护设备产生的主要生命体征数据 (2)数据在监护室存储,有中心监控系统	2	
26	06.04.3				(1)监护系统能够提供数据接口供其他系统集成 (2)监护过程的异常情况能够记录并报警	3	监护记录关键数据项与字典的一致性
26	06.04.4				(1)监护系统提供数据接口,能够数据显示界面供其他系统集成 (2)能够提供1种以上风险评分功能	4	监护记录必填项的完整性
26	06.04.5				(1)监护数据纳入全院医疗记录统一管理 (2)监护获得的生理参数能够用于自动评分计算处理,根据知识库提供评估分析并给出警示	5	1.监护记录必填项,常用项的完整性 2.监护记录与相关医疗记录具备完善的数据对照
26	06.04.6			基本	具有根据体征数据与药物治疗,检验结果等数据进行监测结果分析的知识库	6	监护记录与相关医疗记录的时间符合项目符合医疗过程时间逻辑

续表

项目序号	项目代码	工作角色	业务项目	项目类别	系统功能评价内容	功能评分	数据质量评价内容
26	06.04.7	治疗信息处理	监护数据（有效应用监护仪时计算）统计达到各级别监护数据处理的监护仪数量，计算与在用总监护仪台数的比例		(1) 有完善的各类急救数据检查、检验、治疗的申请、执行时间记录，能够对急救过程各个时间节点进行质控分析 (2) 监护数据能够用于完善诊疗指南	7	区域医疗中外部医疗机构电子病历记录中病人历信息，监护项目内容可与本院相应信息可对照
26	06.04.8				能够获取区域重症监护质量指标并与本院重症病人质量指标进行对比分析	8	

医疗保障

项目序号	项目代码	工作角色	业务项目	项目类别	系统功能评价内容	功能评分	数据质量评价内容
27	07.01.0	医疗保障	血液准备（有效应用按输血人次比例计算）统计近3个月血液准备处理达到各个级别功能的输血人次数，计算与总输血人次数的比例		手工记录血液来源	0	
27	07.01.1				(1) 使用用计算机记录血液来源、类型和可保障情况 (2) 数据通过文件或移动存储设备方式共享	1	
27	07.01.2				计算机记录的血液来源、库存情况可通过网络供血液保障科室配血、发放使用	2	血液记录关键数据项与字典的一致性
27	07.01.3				(1) 具有血液字典 (2) 有血液查询工具供临床科室共享信息	3	
27	07.01.4				(1) 库存血液情况或血液可保障情况能够供全院共享 (2) 血库能够查询和统计住院病人血型分布情况	4	血液库存记录必填项的完整性

续表

项目序号	项目代码	工作角色	业务项目	项目类别	系统功能评价内容	功能评分	数据质量评价内容
27	07.01.5				(1) 具有根据住院病人或手术病人血型分布情况提供配置血液库存的知识库和处理工具 (2) 应在备血前进行用血相关文档的审核,并给出提示	5	1. 血液库存记录必填项,常用项目的完整性 2. 血液库存记录与血液发放记录相关项目具备完善的数据项对照
27	07.01.6	医疗保障	血液准备 (有效应用按输血人次比例计算) 统计近3个月血液准备处理达到个级别功能的输血人次数,计算与总输血人次的比例		血液记录全程可跟踪管理,包括血液预订,接收,入库,储存,出库等	6	1. 血液库存记录时间项目完整性 2. 血液库存记录与医疗相关记录时间项目符合医疗过程的逻辑关系
27	07.01.7			基本	(1) 能够与机构外部血液交换机构和共享血液信息 (2) 可按照住院病人情况动态调整库存血液配置或根据血液配置提示临床科室适当调整手术安排	7	血液供应单位与医院血库的血液记录的关键数据项可对照
27	07.01.8			基本	可获得区域血液使用范围,损失指标,可结合医院病种,手术信息进行本院血液使用范围,损失率管理	8	

续表

项目序号	项目代码	工作角色	业务项目	项目类别	系统功能评价内容	功能评分	数据质量评价内容
28	07.02.0				手工记录配血情况	0	
28	07.02.1				(1)使用计算机记录配血与血液使用、输血反应数据 (2)可通过移动存储设备或文件方式导出共享数据	1	
28	07.02.2				(1)在血库输入用血、配血数据,用血记录、输血反应数据 (2)整个血库内各个环节共享数据	2	
28	07.02.3	医疗保障	配血与用血(有效应用按输血人次比例计算)统计近3个月配血处理达到个级别功能的输血人次数,计算与总输血人次的比例	基本	(1)临床用血申请与血库共享 (2)配血情况,用血记录可供临床科室查询	3	配血记录关键数据与字典的一致性
28	07.02.4				(1)配血过程有完整记录 (2)临床申请用血、血库配血时,可共享病人用血相关的配血检验信息	4	配血记录必填项的完整性
28	07.02.5				(1)配血、血液使用记录、输血反应等数据纳入医院统一医疗记录系统 (2)能够查询到临床医疗数据、检查与检验数据	5	1.配血记录与用血记录必填项,常用项的完整性 2.配血记录与用血记录相关项目具备完善的数据对照
28	07.02.6			基本	(1)用血整个过程有完整记录 (2)系统中在各个环节有根据病人体征、基本情况,检验结果、诊断等进行用血安全检查监控环节,出现不符合安全条件时自动给出警示	6	配血记录与用血记录相关时间项目符合临床医疗过程性的逻辑关系

续表

项目序号	项目代码	工作角色	业务项目	项目类别	系统功能评价内容	功能评分	数据质量评价内容
28	07.02.7		配血与用血 (有效应用按输血人次比例计算) 统计近3个月配血处理达到个级别功能的输血人次数,计算与总输血人次的比例		(1) 支持与其他相关医疗机构交换血液数据,用于进行机构间输血质量管理 (2) 出现输血不良事件时能追溯到院内相同供血者血液的其他使用记录或留存记录	7	区域协同医疗病历中输血记录的有关数据项可对照
28	07.02.8				可获得区域血液调剂使用质量管理指标,可结合医院病种、手术信息进行本院血液使用质量管理	8	
29	07.03.0	医疗保障			手工处理处方	0	
29	07.03.1			基本	(1) 使用计算单机管理处方数据 (2) 数据通过文件或移动存储设备方式共享	1	
29	07.03.2		门诊药品调剂 (有效应用按处方人次比例计算) 统计近3个月门诊处方处理达到个级别功能的处方数,计算与总处方数的比例	基本	(1) 有门诊药房部门门级处方管理系统,手工向计算机输入处方 (2) 在本药房的调剂、配药、事后核查等工作中可通过网络共享数据	2	
29	07.03.3			基本	(1) 可共享门诊医师处方数据 (2) 有核查处方剂量、给药方式与字典是否一致并提示的功能	3	门诊药品调剂记录关键数据项与字典的一致性
29	07.03.4			基本	(1) 有统一的药品字典 (2) 可获得门诊其他部门的处方数据 (3) 能够获得病人基本情况、体征、药敏数据 (4) 有发药记录	4	门诊药品调剂记录必填项的完整性

189

续表

项目序号	项目代码	工作角色	业务项目	项目类别	系统功能评价内容	功能评分	数据质量评价内容
29	07.03.5			基本	(1) 能从全院统一医疗记录中获得门诊处方记录 (2) 有完善的药品使用管理处理功能 (3) 有药品使用管理记录，支持药品分级管理 (4) 能够实时进行药物之间、药物与诊断的检查 (5) 具有处方评价工具，抽查发现的不合理用药能够记录	5	1. 门诊药品调剂记录必填项、常用项的完整性 2. 门诊处方调配记录与处方记录中重要关联项目具备完善的数据对照
29	07.03.6	医疗保障	门诊药品调剂 (有效应用按处方人次比例计算) 统计近3个月门诊处方处理达到个级别功能的处方数，计算与总处方数的比例	基本	(1) 能够跟踪病人治疗同周期的药品使用情况，能够调取既往药品使用数据进行使用核查 (2) 药品知识库能够全面对药品使用进行检查与提示 (3) 处方评价结果能够通过网络传输给开方医师	6	1. 门诊药品调剂时间相关项目完整性 2. 门诊配药记录与处方、审核相关记录中的时间项符合医疗过程逻辑关系
29	07.03.7			基本	能够处理外院处方，具有与其他相关医院共享电子处方功能	7	区域协同与外部有交换(外购或外院处方)的门诊处方记录相关项目对病人、药品等信息可对照
29	07.03.8			基本	能够获得区域处方质量控制指标，能够用于管理本院处方合格率、抗菌药物使用等相关合理用药指标	8	

续表

项目序号	项目代码	工作角色	业务项目	项目类别	系统功能评价内容	功能评分	数据质量评价内容
30	07.04.0				手工处理住院药品准备信息	0	
30	07.04.1			基本	(1) 使用计算机记录药品配置与调剂情况 (2) 可导出数据提供其他系统使用	1	
30	07.04.2			基本	输入的医嘱、发药记录可供药剂科进行药品核查、统计等工作使用	2	
30	07.04.3			基本	(1) 可接收病房医嘱、处方 (2) 可为临床提供统一的药品字典、药剂科的可供药目录 (3) 具有用药检查功能	3	病房药品配置记录关键数据项与字典的一致性
30	07.04.4	医疗保障	病房药品配置 (有效应用按出院病人人次比例计算) 统计近3个月住院药疗医嘱处理达到各级别功能的病人数,计算与同期总出院病人的比例	基本	(1) 病房药品信息可供集中共享(字典,可供药目录,药品使用说明等) (2) 药品准备(集中摆药,配液等)过程有记录	4	病房药品配置记录必填项的完整性
30	07.04.5			基本	(1) 药品准备与发药记录纳入全院医疗记录体系 (2) 可支持药品单品或单次包装并打印条形码等机读核对标识 (3) 具有对药物治疗医嘱进行抽查与评价,对发现的不合理用药能够记录	5	1. 病房药品配置记录必填项、常用项的完整性 2. 病房药房配置记录与相关的医嘱、执行记录等重要关联项目具备完善的数据对照
30	07.04.6			基本	(1) 药品准备与使用过程纳入闭环监管,数据汇总可管理 (2) 药品检查能够利用诊断、检验结果,结合知识库提供比较全面的检查与提示 (3) 处方评价结果能够反馈给临床医师	6	病房药品配置记录与上下游相关记录中时间相符合、医疗流程的逻辑关系

续表

项目序号	项目代码	工作角色	业务项目	项目类别	系统功能评价内容	功能评分	数据质量评价内容
30	07.04.7	医疗保障	病历药品配置（有效应用按出院病人次比例计算）统计近3个月住院药疗医嘱处理达到各级别功能的病人数，计算与同期总出院病人的比例		(1) 用药不良反应能够与院外管理机构沟通 (2) 出院带药处方数据能够提供给外部医疗机构 (3) 住院药品配置能够参考住院前药品使用情况 (4) 对用药不良反应可记录并能够将其作为知识更新知识库 (5) 能够根据临床路径（指南）进行药品的准备	7	区域协同病历数据中住院用药有关数据与医院中相关数据项可对照
30	07.04.8				能够获得区域的医嘱质量或方点评质量指标，能够用于管理本院医嘱合格率、抗菌药物使用等相关合理用药指标	8	

病历管理

项目序号	项目代码	工作角色	业务项目	评价类别	主要评价内容	功能评分	数据质量评价内容
31	08.01.0	病历管理	病历质量控制（实现出院病人人次比例计算）统计近3个月达到各级别功能处理的病历病人数，计算与总出院病人病历数的比例	手工进行病历质量管理		0	
31	08.01.1				(1) 有单机的病历质量控制记录 (2) 用导出数据文件或交换方式在部门内部交换信息	1	
31	08.01.2				(1) 能实现终末病案质量管理并有记录 (2) 质控记录数据能够在病案管理部门通过网络共享 (3) 质控结果数据可导出，并与其他医师或管理部门门交换	2	

续表

项目序号	项目代码	工作角色	业务项目	评价类别	主要评价内容	功能评分	数据质量评价内容
31	08.01.3				(1) 能够通过信息系统获取病房医疗数据用于病历质控 (2) 有可定义的病历质控项目并用于病历质控记录	3	病历质控记录相关关键数据项与字典的一致性
31	08.01.4			基本	(1) 具有各阶段病历完成时间的功能 (2) 质控结果通过信息系统传送与医师、管理部门交换 (3) 可实现过程质量控制	4	病历质控记录必填项的完整性
31	08.01.5	病历管理	病历质量控制 (例计算) 统计近3个月达到各个级别功能处理的病历人数,计算与总出院病历数的比例	基本	(1) 系统能够根据不同专科病历、诊断等,选择差别化的质量控制项目,进行病历质控 (2) 能够记录病历内容缺陷,并对时限、规定必须书写的病案内容进行自动判断处理,生成相应的质控记录 (3) 质控结果能够反馈给相应的病历书写医师和管理者 (4) 出院时所有病案首页内容进行质量核查功能 (5) 能够记录各级等责任医师	5	1. 病历质控记录必填项,常用项目的完整性 2. 病历质控与病历记录相关项目具备完善的数据对照
31	08.01.6			基本	(1) 实现病案质控闭环管理,支持病案修改过程状态的监控 (2) 具有对按照病案修改的病历内容,进行追踪检查功能 (3) 病案首页各项内容生成过程中有符合质量管理规范的自动检查与提示功能	6	病历质控记录中相关事件记录符合病历管理过程的逻辑关系
31	08.01.7			基本	(1) 支持对跨医疗机构病历信息阅读功能,为病历质控人员对本院病历质控提供全面病历信息。 (2) 支持在病历书写过程中进行完整的病历质量自动核查,实现运行病历及终末病历的自动核查	7	用于本院病历质控参考的医联体外院病历记录与病人标识可对照
31	08.01.8			基本	支持获取区域内的病案质量信息,进行病案质量比较	8	

续表

项目序号	项目代码	工作角色	业务项目	评价类别	主要评价内容	功能评分	数据质量评价内容
32	08.02.0				无要求	0	
32	08.02.1				单机中存储的病历数据有管控制度与措施	1	
32	08.02.2				(1) 病案首页、住院医嘱、病程记录、门诊处方有授权管理访问控制机制,为病人服务的医务及管理人员有按规则的授权管理访问控制 (2) 病人在电子病历系统中具有唯一识别标识	2	
32	08.02.3	病历管理	电子病历文档应用		(1) 病案首页、住院医嘱、病程记录、门诊处方有分级访问控制机制,可以按照使用部门内部的等级规则分进行访问控制 (2) 电子病历内容可支持归档操作,在诊疗结束后,可将病历转为归档状态,确认或或归归档后的修改有记录	3	
32	08.02.4				(1) 对重点电子病历数据(病案首页、住院医嘱、病程记录、门诊处方)有完善的分级访问控制,能够指定访问者及访问范围 (2) 能够根据医师的职称等因素分别授予不同的医疗处理能力权限,如对毒麻药品使用,对不同等级地使用抗菌要求有权限,对特殊检查申请的权限等 (3) 可支持医师借阅归档电子病历,借阅操作有记录,浏览内容跟踪	4	
32	08.02.5				(1) 对所有电子病历数据具有完善的分级访问控制,能够指定访问者及访问范围 (2) 能够为医疗机构内外的申请人提供电子病历的复制服务	5	

续表

分色	32	业务项目	评价类别	主要评价内容	功能评分	数据质量评价内容
	08.02.6			(1) 对整体病历数据的管理与服务操作须制在指定位置,操作行为可记录、追溯 (2) 病历数据的使用所有完整的访问控制,申请、授权、使用均须对所有记录且过程可监控 (3) 针对不同的使用对象,应能控制授权使用病历中的指定内容 (4) 具有为病人提供医学影像检查图像,手术录像、检查介入录像等电子资料复制的功能 (5) 支持对电子病历数据的封存处理	6	
病历管理	08.02.7	电子病历文档应用	基本	(1) 针对非正常数据操作行为(如处方、数据拷贝)可实现自动报警 (2) 具备完整的跨医疗机构数据交换管理制度 (3) 对于跨医疗机构电子病历数据的使用具备完整的记录和授权访问控制 (4) 支持为病人供完整的电子病历数据浏览服务,浏览内容包括病人医疗文书、检查报告等,可形成单独的电子病历文件,按照规范的版式显示病人病历资料。浏览操作有记录	7	
	08.02.8		基本	(1) 互联网环境中病人隐私等重要信息应进行保护 (2) 内外网电子病历数据交换具有管理与控制工具,数据交换过程有记录	8	

电子病历基础

项目序号	项目代码	工作角色	业务项目	评价类别	主要评价内容	功能评分	数据质量评价内容
33	09.01.0				未在计算机系统中存储病历数据	0	
33	09.01.1				重点病历数据(病案首页、住院医嘱、检查报告、检验报告、门诊处方)可分别存储(门诊存储一个就诊周期,住院存储一次住院)	1	
33	09.01.2				重点病历数据(病案首页、住院医嘱、检查报告、检验报告、门诊处方)在各部门可集中存储(门诊存储当天,住院存储一次住院)	2	
33	09.01.3	电子病历基础	病历数据存储(有效应用按照已有记录年限考察)按照评分标准表中要求 统计病历中各项内容存储达到各级年限的病历数,计算与总患病历数的比例		(1)重点病历数据(病案首页、住院医嘱、检查报告、检验报告、门诊处方)可统一长期存储 (2)既往就诊记录可访问	3	
33	09.01.4				(1)重点医疗记录、主要医疗记录和图像可供全院使用并集中统一长期存储 (2)病历保存时间符合《电子病历应用管理规范》的存储要求	4	
33	09.01.5			基本	(1)全部医疗记录能够长期存储,并形成统一管理体系 (2)具有针对离线病历数据的智能化调用与传输机制 (3)对于预约或已住院病人的全部离线医疗记录能够提前调取和快速访问功能	5	
33	09.01.6				(1)已将历史病历扫描存储,并具有与其他病历整合的索引 (2)病历的存储控制具有智能化分配存储空间,监控存储高效调度机制,具有动态智能高效备份操作	6	

续表

项目序号	项目代码	工作角色	业务项目	评价类别	主要评价内容	功能评分	数据质量评价内容
33	09.01.7		病历数据存储（有效应用按照已有记录年限考察）按照评分标准表中要求统计病历中各项内容存储达到各级年限的病例数,计算与总病例数的比例	基本	(1)可记录和存储病人医疗机构内外的医疗信息 (2)可实现与全国,省,市卫生数据平台进行信息交换 (3)市级以上医联体(或医疗联盟,医疗集团)核心医院具有医疗数据储存管理能力	7	
33	09.01.8			基本	(1)可记录和存储病人医疗机构内外的医疗及健康信息 (2)可记录和存储全国专病的注册登记信息及电子病历数据,数据内容具备代表性,可支持权威知识库的研发	8	
34	09.02.0	电子病历基础	电子认证与签名（有效应用按系统数考察:1,4,6,7级以全部子系统为基数;2,3,5级以相关子系统为基数）统计各个需要独立认证系统达到相应级别要求的系统数,计算与总系统数的比例		无电子身份认证	0	
34	09.02.1				专用的医疗信息处理系统有身份认证	1	
34	09.02.2				(1)各个系统均有身份认证功能 (2)临床应用的电子病历系统(住院医师站,门诊医师站,护士站)可用相同用户与密码进行身份认证	2	
34	09.02.3				重点电子病历相关系统(门诊,病房,检查与检验系统)对同一用户可用相同用户与密码进行身份认证	3	
34	09.02.4				医疗相关的所有系统对同一用户可采用相同的用户与密码进行身份认证	4	

续表

项目序号	项目代码	工作角色	业务项目	评价类别	主要评价内容	功能评分	数据质量评价内容
34	09.02.5	电子病历基础	电子认证与签名（有效应用按系统数考察：1、4、6、7级以全部子系统为基数；2、3、5级以相关子系统为基数）统计各个需要独立级别认证系统达到相应级别要求的系统数，计算与总系统数的比例	基本	（1）重点电子病历相关记录（门诊、病房、检查、检验科室产生的医疗记录）有统一的身份认证功能 （2）重点电子病历相关记录（门诊、病房、检查、检验科室产生的医疗记录）的最终医疗档案至少有一类可实现可靠电子签名功能	5	
34	09.02.6			基本	（1）所有医疗记录处理系统产生的最终医疗档案具有可靠电子签名 （2）最终医疗档案的电子签名记录中有符合电子病历应用管理规范要求的时间戳	6	
34	09.02.7			基本	（1）全部电子病历系统在数据产生过程可实现可靠电子签名，如每个医嘱、每段病程记录，每个阶段的检查报告等 （2）全部医疗记录的电子签名记录中有符合电子病历应用管理规范要求的时间戳	7	
34	09.02.8				有医疗信息交换与共享相关的医疗机构之间的电子病历中的电子签名可互认	8	
35	09.03.0		基础设施与安全管控		无要求	0	
35	09.03.1				处理电子病历的计算机具备防病毒网	1	
35	09.03.2				（1）具有部门级的局域网 （2）服务器具备防病毒措施	2	
35	09.03.3				（1）有放置服务器的专用房间 （2）医院内部有局域网，部门间网络互相联通 （3）有相关计算的计算机，硬件管理制度	3	

续表

项目序号	项目代码	工作角色	业务项目	评价类别	主要评价内容	功能评分	数据质量评价内容
35	09.03.4				(1) 具备独立的信息机房 (2) 局域网全院联通 (3) 服务器部署在独立的安全保护区域 (4) 有相关的网络管理制度	4	
35	09.03.5	电子病历基础	基础设施与安全管控		(1) 楼层机房、网络设备和置线架要有清晰且正确的标识 (2) 根据不同业务划分独立的网络区域 (3) 全院重点区域应覆盖无线局域网,部分医疗设备接入院内局域网 (4) 有配套的安全运维管理制度 (5) 具有保障信息系统服务器时间一致的机制 (6) 建立数据使用的审查机制,需向境外传输数据应经过安全评估	5	
35	09.03.6				(1) 信息机房有高可靠的不间断电源、空调,具备专门的消防设施 (2) 关键网络设备、网络链路采用冗余设计,电子病历系统核心设备不存在单点故障 (3) 支持智能医疗仪器等物联网设备安全地接入院内局域网 (4) 具备防止非授权客户端随意接入网络的能力,并且可有效控制内网客户端非法对外互联 (5) 完成信息安全等级保护定级备案与测评,医院重要信息安全等级保护不低于第三级 (6) 有不受医院管控的服务器机构提供和管理的时间戳及守时系统,时间源应取自权威的时间源,如国家授时网络、北斗/GPS号航系统、手机系统等 (7) 电子病历系统数据库要有详细的访问操作记录,操作行为记录保存六个月以上	6	

续表

项目序号	项目代码	工作角色	业务项目	评价类别	主要评价内容	功能评分	数据质量评价内容
35	09.03.7	电子病历基础	基础设施与安全管控		(1) 医院核心机房符合《数据中心设计规范》(GB50174—2017)中B级机房要求,院内局域网布线符合《综合布线系统工程设计规范》(GB50311—2016)的有关规定 (2) 电子病历系统核心软硬件设备等可集中监控、报警,并可集中管理日志,日志保留时间不低于六个月 (3) 可以审计网络设备及服务器的操作行为,操作行为记录保存六个月以上 (4) 设有信息安全岗位,定期组织安全培训及考核,定期组织安全测评	7	
35	09.03.8			基本	(1) 实现院内局域网与区域健康网络的连接并有安全防护 (2) 不同楼宇的机房可集中监控、报警 (3) 与互联网环境的系统传输数据时有安全传输通道 (4) 涉及互联网业务的信息系统、数据库服务器不可直接暴露在互联网环境中 (5) 具有独立的信息安全管理制度体系,设有独立的信息安全岗位,有专人负责信息安全工作	8	
36	09.04.0		系统灾难恢复体系 (实现比例按系统数估算: 1,2,4,6级以相关子系统为基数;3,5,7级以全部子系统为基数)统计达到各级要求的系统数,计算与总系统数的比例		无灾难恢复体系	0	
36	09.04.1				对于重点系统,每周至少进行一次完整数据备份,备份数据存储于本机以外的存储设备	1	
36	09.04.2			基本	对于重点系统应具有软件及数据备份,数据备份周期不应超过1周,当出现系统故障时,可恢复关键业务	2	

续表

项目序号	项目代码	工作角色	业务项目	评价类别	主要评价内容	功能评分	数据质量评价内容
36	09.04.3				(1) 全部系统应具有软件及数据的备份,数据备份周期不应超过1周 (2) 重点系统每日至少进行一次完整数据备份 (3) 重点系统具有备用服务器及核心网络设备	3	
36	09.04.4		系统灾难恢复体系 (实现比例按系统数估算:1、2、4、6级以相关子系统为基数;3、5、7级以全部子系统为基数,计达到各级要求的系统数,计算与总系统数的比例)		(1) 全部系统每日至少进行一次完整数据备份 (2) 具有灾备机房,配置灾难恢复所需的关键数据处理设备、通信线路和相应的网络设备 (3) 数据备份采用自动方式完成,备份数据存储于灾备机房 (4) 有专职的计算机机房运行管理人员	4	
36	09.04.5	电子病历基础		基本	(1) 对于重点系统具备完整的灾难恢复保障体系,每年至少完成一次应急演练 (2) 每季度至少进行一次系统数据恢复验证,保障备份数据的可用性 (3) 对于重点系统数据与系统的恢复时间不大于2小时,数据丢失时间不超过1天	5	
36	09.04.6				(1) 具备灾备机房,配置灾难恢复所需的全部网络及数据处理设备,并处于就绪运行或运行状态 (2) 机房有管理人员持续值守或监控 (3) 有配套的管理制度,如备份存取、验证制度、灾备机房运行管理制度、备份系统运行管理制度等	6	

续表

项目序号	项目代码	工作角色	业务项目	评价类别	主要评价内容	功能评分	数据质量评价内容
36	09.04.7	电子病历基础	系统灾难恢复体系（实现比例按系统数估算：1、2、4、6级以相关子系统为基础数；3、5、7级以全部子系统为基础数）统计达到各级要求的系统数，计算与总系统数的比例	基本	(1) 支持主备数据库间的实施数据同步，可利用通信网络将关键数据实时复制到灾备机房 (2) 具备通信网络集中切换能力 (3) 数据与系统的恢复时间不大于15分钟，数据丢失时间不超过半小时	7	
36	09.04.8				(1) 灾备系统具备与生产系统一致的处理能力并完全兼容 (2) 重点系统数据服务器可实时无缝切换，具备实时监控和自动切换能力 (3) 系统完全冗余，数据不丢失	8	

信息利用

范围：医疗过程产生的各类医疗信息的数据整合、管理指标生成、知识库的生成等，侧重于医疗信息在医疗安全、质量管理中的应用。

项目序号	项目代码	工作角色	业务项目	评价类别	系统功能评价内容	功能评分	数据质量评价内容
37	10.01.0	信息利用	临床数据整合		无特定要求	0	
37	10.01.1				可导出科室的医嘱记录、检查报告记录、检验报告记录用于分析	1	
37	10.01.2				能够产生病人住院就诊记录、检查登记记录、病房发药记录、门诊用药记录用于分析	2	

续表

项目序号	项目代码	工作角色	业务项目	评价类别	系统功能评价内容	功能评分	数据质量评价内容
37	10.01.3				可从系统生成病案首页全部医疗相关部分的数据	3	住院病案首页、门诊病案记录中关键项目与字典一致性
37	10.01.4				能生成用于数据分析的相互能够关联对照的病人信息、医嘱信息、检查报告、检验结果、手术信息、用药记录、体征记录数据	4	1.电子病历主要记录项目的完整性 2.电子病历主要记录病人、就诊唯一标识能够相互对应
37	10.01.5	信息利用	临床数据整合		形成临床数据仓库,有统一索引与规范数据格式,结构化的数据内容包括:住院病案首页,门诊就诊记录,医嘱记录,检查报告,检验报告,手术记录,治疗记录,体征记录	5	形成的数据仓库数据有统一的数据元定义与字典的比例
37	10.01.6				(1)较全面的临床信息数据仓库,包括从病历中的入院记录,病程记录,出院小结,检查报告和病历报告中的结构化数据内容 (2)能够持续从医疗业务系统中获取数据到数据仓库中	6	结构化病历记录中定义的项目可抽取项目与内容值并达到50%以上比例
37	10.01.7			基本	(1)完整临床数据仓库,包括影像、图形、结构化数据等,内容覆盖医疗过程所有业务系统的数据 (2)有可定义的数据内容选择与抽取工具,具备常用的管理、研究、教学数据处理工具 (3)具备跨省级专科或专科临床数据中心	7	数据仓库中的数据记录有唯一标识,有注册表登记

续表

项目序号	项目代码	工作角色	业务项目	评价类别	系统功能评价内容	功能评分	数据质量评价内容
37	10.01.8		临床数据整合	基本	(1)能够与区域医疗数据整合,形成完整健康记录数据。具有多医疗机构联合的全面临床医疗数据索引,多机构可联合数据索引的病人数占全部病人数15%以上 (2)支持分布式数据的检索、抽取与处理 (3)具备国家级专病或专科临床数据中心	8	
38	10.02.0			无要求	无要求	0	
38	10.02.1			无要求	无要求	1	
38	10.02.2	信息利用	医疗质量控制		可从科室医嘱记录中生成危重病人人次数(2013版三级医院评审细则7-2-3-5)	2	
38	10.02.3				(1)能够从系统中产生工作指标(工作质量、效率)14项中的7项(2013版三级医院评审细则7-1-2) (2)可产生药物敏实验比例指标(2013版三级医院评审细则7-5-2-5) (3)系统可生成不同感染风险指数手术部位感染发病率(2013版三级医院评审细则7-6-2-4) (4)能够从系统中生成抗菌药比例,门诊注射药比例指标(2013版三级医院评审细则7-5-2-1,7-5-2-2)	3	
38	10.02.4				(1)能够从系统中产生麻醉例数、麻醉分级管理例数指标(2013版三级医院评审细则7-2-2-3) (2)可从麻醉系统中获得各ASA分级麻醉病人比例指标(2015版麻醉专业医疗质控指标2)	4	

续表

项目序号	项目代码	工作角色	业务项目	评价类别	系统功能评价内容	功能评分	数据质量评价内容
38	10.02.4				(3) 可从护理记录产生非计划入ICU率指标等［重症医学专业医疗质量控制指标(2015年版),11］ (4) 可从科室医嘱记录中生成危重病人人次数(2013版三级医院评审细则7-2-3-5) (5) 卫生统计上报报表指标,50%以上由系统自动生成		
38	10.02.5	信息利用	医疗质量控制		(1) 能够从系统生成医院运行基本监测指标中工作符合,治疗质量,工作效率全部指标(2013版三级医院评审细则7-1-2,7-1-3,7-1-4) (2) 可从系统中产生麻醉相关质控指标3,4,5,6(2015版麻醉专业医疗质控指标3,4,5,6) (3) 能够从系统中产生某单病种质量指标中的5项具体指标,如:ST段抬高心肌梗死,心力衰竭,社区获得性肺炎,急性脑梗死,髋,膝关节置换术,冠状动脉旁路移植术,慢性阻塞性肺炎,儿童社区获得性肺炎,围手术期预防感染,剖宫产,慢性阻塞性肺疾病,围手术期预防深静脉栓塞等 (4) 卫生统计上报报表指标,70%以上由系统自动生成 (5) 可从护理记录产生急性生理与慢性健康评分指标等［重症医学专业医疗质量控制指标(2015年版),2］	5	

续表

项目序号	项目代码	工作角色	业务项目	评价类别	系统功能评价内容	功能评分	数据质量评价内容
38	10.02.6	信息利用	医疗质量控制		(1) 能够从系统中生成三级医院医疗质量评审医疗质控部分质控成部分质控50%指标,检验、麻醉、急诊、重症医学专业部分质控40%指标 (2) 能够从系统中产生某类单病种质量指标中的重要参考指标,如:ST段抬高心肌梗死,心力衰竭,社区获得性肺炎,急性脑梗死,髋、膝关节置换术,冠状动脉旁路移植术,儿童社区获得性肺炎,围手术期预防感染,剖宫产,慢性阻塞性肺疾病,围手术期预防深静脉栓塞等 (3) 国家卫生健康计生委发布的专业质控指标,60%可由系统自动生成,全部时间点相关指标可由系统自动生成 (4) 卫生统计上报报表指标,90%以上由系统自动生成	6	
38	10.02.7			基本	(1) 管理部门有医疗质控指标分析工具,并能够分解将结果传送相关临床科室 (2) 具有医疗质量分析知识库,能够对病人安全、院内感染等情况进行预警 (3) 能够从系统中生成全部医疗质量评审医院质控部分质控80%以上的指标(2013版三级医院评审细则第7章) (4) 形成医院质控指标的闭环循环,支持指标的不断完善,生成质控指标被省级以上采纳	7	
38	10.02.8			基本	(1) 能够获取区域医疗质量指数,质量情况数据,能够将医院的整体质量指标与区域同类指标进行对比 (2) 包括细化到国家质控指标中单病种疾病指标的对比,急诊、重症监护科室相关指标的对比	8	

续表

项目序号	项目代码	工作角色	业务项目	评价类别	系统功能评价内容	功能评分	数据质量评价内容
39	10.03.0				无特定要求	0	
39	10.03.1				无特定要求	1	
39	10.03.2				无特定要求	2	
39	10.03.3				药品、检查、检验项目字典中具有相关内容作为知识库，如药品字典中的剂型、给药途径，检查字典中的适应证、检查准备要求；检验字典中的适应证、标本要求等	3	
39	10.03.4	信息利用	知识获取及管理		(1)专项知识库的内容可供全院使用 (2)与诊疗项目相关联的文档类内容可作为知识库管理，包括药品说明书、检查检验说明等 (3)有供全院查询的电子化的政策法规文档	4	
39	10.03.5				(1)有可联合利用病人在两个以上系统的数据进行检查与提示用的知识库 (2)全院具备统一的知识库体系，不同科室、不同系统调用的相同知识逻辑判断结果相同	5	
39	10.03.6				(1)知识库系统支持内容的配置，提供与应用系统对接，并支持提醒与警示功能 (2)支持决策类知识的维护，可根据医院自身、临床专科的特点对知识库进行补充、完善 (3)对于引入的外部知识库，须完成外部知识与院内部项目的对照	6	

续表

项目序号	项目代码	工作角色	业务项目	评价类别	系统功能评价内容	功能评分	数据质量评价内容
39	10.03.7	信息利用	知识获取及管理		(1) 医院知识库具备持续的更新管理机制与工具 (2) 可利用外部知识数据,实现知识库的持续完善 (3) 对于决策支持应用情况有记录,并可利用记录对知识库进行完善	7	
39	10.03.8			基础	(1) 可根据个性化的知识需求,提供相对应的个性化知识库,并具备个人知识门户功能 (2) 要求具有专科知识图谱,知识图谱具有自学习能力 (3) 具备自行开发知识库的能力,开发知识体系可被多家三级医疗机构应用	8	

附表 4 数据质量评估项目表(2018 版)

病房医师

项目代码	业务项目	数据质量考查项目
01.01.3	病房医嘱处理	一致性:医嘱记录(医嘱项目编码,医嘱项目名称)
01.01.4	病房医嘱处理	完整性:医嘱记录(病人标识、医嘱号、医嘱分类、医嘱项目编码、医嘱项目名称、医嘱开始时间)
01.01.5	病房医嘱处理	完整性:医嘱记录(下达医嘱医师编码、下达医嘱医师姓名、医嘱状态) 整合性:药疗医嘱记录与护理执行记录可对照(医嘱号、医嘱项目编码、药疗医嘱给药途径、药疗医嘱用法)
01.01.6	病房医嘱处理	完整性:医嘱记录(医嘱下达时间、医嘱状态) 及时性: 1. 药疗医嘱记录(医嘱下达时间)<药房发药记录(药房发药时间),药房发药记录(药房发药时间)<医嘱执行记录(给药时间) 2. 药疗医嘱记录(医嘱下达时间)<药师审核记录(药师审核时间)
01.01.7	病房医嘱处理	完整性:临床路径记录(病人入组状态、变异原因) 整合性:医嘱记录(病人标识、委外检查或检验的项目编码)与委外检查或检验申请单(外部病人标识、外部的检查或检验项目编码)可对照
01.02.3	病房检验申请	一致性:检验申请记录(检验项目名称、检验项目编码、标本名称)
01.02.4	病房检验申请	完整性:检验申请记录(检验申请单号、病人标识、病人性别、项目编码、项目名称、标本名称)
01.02.5	病房检验申请	完整性:检验申请记录(检验申请医师编码、医师姓名、检验申请状态、项目描述) 整合性:检验申请记录(检验申请单号、检验申请项目编码、标本状态)与检验科室的检验登记记录(检验申请单号、检验申请项目编码、标本状态)可对照
01.02.6	病房检验申请	完整性:检验申请记录(申请开立时间、标本采集人、标本采样时间) 及时性:检验申请记录(申请开立时间)<标本采集记录(采样时间)
01.02.7	病房检验申请	整合性: 1. 委外检验申请记录(检验申请单号、检验项目代码、标本代码)与向外部检验机构传送检验申请记录(检验申请单号、检验申请项目代码、标本代码)可对照 2. 本医疗机构外检验申请记录(检验项目代码、标本代码)与本院检验字典可对照

续表

项目代码	业务项目	数据质量考查项目
01.03.3	病房检验报告	一致性:检验结果项目名称
01.03.4	病房检验报告	完整性:检验报告记录(病人标识、检验结果项目名称、检验结果、正常参考值)
01.03.5	病房检验报告	完整性: 1. 检验报告记录(报告检验科室、审核医师) 2. 检验危急值记录(项目编码、危急值、通知时间、医师接收时间、处理医师、处理记录) 整合性: 1. 检验科室报告记录与标本记录(标本号)可对照 2. 检验科室报告记录与医师工作站中医师查看的检验项目编码、名称、参考值可对照
01.03.6	病房检验报告	完整性:检验报告记录(报告时间、审核时间) 及时性:检验报告记录(审核时间)<检验危急值处理记录(医师处理时间)
01.03.7	病房检验报告	完整性:外院检验结果记录(检验项目名称、参考值项目、标本类型) 整合性:本医院检验报告项目编码、结果参考值与外院相应项目可对照
01.04.3	病房检查申请	一致性:检查申请记录(检查项目名称、检查项目编码)
01.04.4	病房检查申请	完整性:检查申请记录(申请单号、病人标识、检查项目编码、检查项目名称)
01.04.5	病房检查申请	完整性:检查申请记录(检查申请科室、检查目的或临床诊断、检查申请状态、检查部位) 整合性:医嘱记录与检查申请记录(检查申请项目编码、检查状态)可对照
01.04.6	病房检查申请	及时性:检查申请记录(申请时间)<检查科室登记记录(病人到检时间) 整合性:临床路径定义记录(检查项目编码)与检查科室中检查项目字典(检查项目编码)可对照
01.04.7	病房检查申请	整合性: 1. 委外检查申请记录(检查申请单号、检验项目代码)与向外部检验机构传送检查申请记录(检查申请单号、检查申请项目代码)可对照 2. 本医疗机构外检查申请记录(检查项目代码)与本院检查字典可对照
01.05.3	病房检查报告	一致性:检查项目代码

项目代码	业务项目	数据质量考查项目
01.05.4	病房检查报告	完整性:检查报告记录[检查项目名称、检查项目编码、检查描述、诊断(或结论、印象)]
01.05.5	病房检查报告	完整性: 1. 检查报告记录(报告科室、报告医师、检查诊断编码、审核医师编码) 2. 检查危急值记录(检查项目编码、通知对象、通知时间、处理人、处理记录内容) 整合性:检查系统与病房检查申请系统中的项目编码、名称可对照
01.05.6	病房检查报告	完整性:检查报告记录(报告时间、审核时间) 及时性: 1. 检查申请记录(申请时间)<检查报告记录(报告时间) 2. 检查报告记录(报告时间)<检查危急值记录(医师接收时间)
01.05.7	病房检查报告	整合性:本医院检查报告诊断项目编码项目与外院相应项目可对照
01.06.3	病房病历记录	一致性:病案首页记录(性别、门诊诊断)
01.06.4	病房病历记录	完整性: 1. 病案首页记录(病人标识、姓名、性别、出生日期、门诊诊断、入院时间、入院科室、出院时间、出院病人、出院主要诊断、出院诊断编码) 2. 描述性病历记录中的主诉、现病史、体格检查,病历记录内容多于100字
01.06.5	病房病历记录	完整性:病历修改记录(修改医师、修改时间、修改后的病历内容) 整合性:病历记录(章节标识)与质控记录(有问题病历章节标识)可对照
01.06.6	病房病历记录	完整性: 1. 病历签名记录(签名病历内容识别标识、签名时间、签名医师) 2. 会诊记录(申请会诊时间、申请会诊科室、会诊科室、会诊完成时间、会诊医师) 及时性: 1. 会诊记录会诊申请时间<会诊完成时间; 2. 病历记录(提交时间)≤病历签名记录(签名时间)
01.06.7	病房病历记录	整合性:病历记录(病人标识)与外院病历记录(病人标识)可对照

病房护士

项目代码	业务项目	数据质量考查项目
02.01.3	病人护理与评估	一致性:病房病人信息(入院方式、护理级别)
02.01.4	病人护理与评估	完整性: 1. 病房病人信息(病人标识、病人姓名、病人性别、病人出生日期、护理级别、入科时间、床位号) 2. 护理评估记录(病人标识)
02.01.5	病人护理与评估	完整性:护理评估记录(评估护士编码、评估护士姓名、评估项目名称) 整合性: 1. 护理记录与医嘱执行(病人标识、护理级别)可对照 2. 病房病人信息(病人标识、住院病区)与住院登记记录(病人标识、住院病区)可对照
02.01.6	病人护理与评估	及时性: 1. 住院登记记录(入院时间)≤病房病人信息(入科时间) 2. 病房病人信息(入科时间)<护理评估记录(评估时间)
02.01.7	病人护理与评估	完整性:护理相关临床路径记录(病人入径诊断、入径时间,变异记录) 整合性:本医疗机构外护理评估记录中评估项目与本院护理评估项目可对照
02.02.3	医嘱执行	一致性:医嘱执行记录(医嘱项目编码、医嘱项目名称、给药途径)
02.02.4	医嘱执行	完整性:医嘱执行记录(病人标识、医嘱号、医嘱项目编码、医嘱项目名称、医嘱执行时间)
02.02.5	医嘱执行	完整性:医嘱执行记录(医嘱分类、执行护士编码、执行医嘱护士姓名) 整合性:医嘱记录与护理执行记录(医嘱号、医嘱项目编码、药疗医嘱给药途径、药疗医嘱用法)可对照
02.02.6	医嘱执行	及时性:药房发药记录(发药时间)<医嘱执行记录(给药时间),护理执行记录(标本采集时间)≤检验科(标本接收时间)
02.02.7	医嘱执行	
02.03.3	护理记录	一致性:护理记录(体征记录项目编码、体征记录项目名称)
02.03.4	护理记录	完整性:护理记录(病人标识、护理项目、执行时间、执行人)

项目代码	业务项目	数据质量考查项目
02.03.5	护理记录	完整性： 1. 护理记录(护理计划时间、护理计划项目) 2. 护理记录(描述性护理项目)内容大于10个字符 整合性： 1. 护理记录与病历记录(病人标识、住院标识)可对照 2. 护理记录中观察记录项目，如：脉搏、心率、出入量、身高、血压等，与观察记录字典可对照
02.03.6	护理记录	完整性： 护理电子签名记录(签名时间、签名护理记录标识) 及时性：护理记录(护理计划时间)与护理记录(护理执行时间)差距小于1小时
02.03.7	护理记录	完整性：不良事件记录(发生时间、持续时间、不良事件类型、名称、记录人) 整合性：护理记录文书编码与临床路径规定的文书编码可对照

门诊医师

项目代码	业务项目	数据质量考查项目
03.01.3	处方书写	一致性：处方记录(处方项目编码,处方项目名称)
03.01.4	处方书写	完整性：处方记录(处方号、处方药品编码、处方药品名称、处方类型、处方剂量、处方剂量单位、处方开立医师编码、处方开立时间)
03.01.5	处方书写	完整性：处方记录[病人诊断、性别、年龄(或出生日期)] 整合性：处方记录(处方号、药品编码)与药房配药记录(处方号、药品编码)可对照
03.01.6	处方书写	完整性：处方记录(处方状态、处方确认时间、处方确认人) 整合性：处方记录与处方点评记录(处方号、药品编码)可对照 及时性：处方开立时间<要是审核时间<药师发药时间
03.01.7	处方书写	完整性：外配处方(病人标识、处方名称、给药途径、剂量、剂量单位、机构标识、医师标识) 整合性：院外医疗机构药品字典与院内药品字典可对照，院外医疗机构诊断字典与院内诊断字典可对照
03.02.3	门诊检验申请	一致性：检验申请记录(检验项目名称、检验项目编码、标本名称)

续表

项目代码	业务项目	数据质量考查项目
03.02.4	门诊检验申请	完整性:检验申请记录(检验申请单号、病人标识、病人性别、项目编码、项目名称、标本名称)
03.02.5	门诊检验申请	完整性:检验申请记录(检验申请医师编码、医师姓名、检验申请状态、项目描述) 整合性:检验申请记录(检验申请单号、检验申请项目编码、标本状态)与检验科室的检验登记记录(检验申请单号、检验申请项目编码、标本状态)可对照
03.02.6	门诊检验申请	完整性:检验申请记录(申请开立时间、标本采集人、标本采样时间) 及时性:检验申请记录(申请开立时间)<标本采集记录(采样时间)
03.02.7	门诊检验申请	整合性: 1. 委外检验申请记录(检验申请单号、检验项目代码、标本代码)与向外部检验机构传送检验申请记录(检验申请单号、检验申请项目编码、标本代码)可对照 2. 医联体医疗机构检验申请记录(检验项目代码、标本代码)与本院检验字典可对照
03.03.3	门诊检验报告	一致性:检验报告记录(项目编码,项目名称)
03.03.4	门诊检验报告	完整性:检验报告记录(病人标识、检验结果项目名称、检验结果、正常参考值)
03.03.5	门诊检验报告	完整性: 1. 检验报告记录(报告检验科室、审核医师) 2. 检验危急值记录(项目编码、危急值、通知时间、医师接收时间、处理医师、处理记录) 整合性: 1. 检验科室报告记录与标本记录(标本号)可对照 2. 检验科室报告记录与医师工作站中医师查看检验报告记录(检验项目编码、名称、参考值)可对照
03.03.6	门诊检验报告	完整性:检验报告记录(报告时间、审核时间) 及时性:检验报告记录(审核时间)<检验危急值处理记录(医师处理时间)
03.03.7	门诊检验报告	完整性:外院检验结果记录(检验项目名称、参考值项目、标本类型) 整合性:本医院检验报告项目编码、结果参考值与外院相应项目可对照
03.04.3	门诊检查申请	一致性:检查申请记录(项目编码,项目名称、检查部位)

续表

项目代码	业务项目	数据质量考查项目
03.04.4	门诊检查申请	完整性:检查申请记录(申请序号、病人标识、病人姓名、项目编码、项目名称、检查部位)
03.04.5	门诊检查申请	完整性:检查申请记录(病人性别、年龄、出生年月、检查目的、申请医师编码、医师姓名) 整合性:检查申请记录与检查科室登记记录(申请单号、项目编码、项目名称、检查部位)可对照
03.04.6	门诊检查申请	完整性:门诊检查申请记录(申请单开立时间、申请单确认状态),检查执行记录(执行时间、执行状态、执行人) 及时性:检查申请记录(申请开立时间)<检查预约记录预约(预约时间)<检查登记(到检时间)
03.04.7	门诊检查申请	整合性:医联体机构外的检查项目申请中病人标识、检查项目代码、诊断代码能够与院内相关记录与字典可对照
03.05.3	门诊检查报告	一致性:门诊检查报告记录(项目编码,项目名称、检查部位)
03.05.4	门诊检查报告	完整性:门诊检查报告记录(报告单号、病人标识、病人姓名、项目编码、项目名称、检查部位)
03.05.5	门诊检查报告	完整性:门诊检查报告记录[报告医师编码、医师姓名、病人年龄(或出生日期)、诊断编码] 整合性:门诊检查报告记录与门诊检查申请单记录(申请单号、项目编码、项目名称、检查部位)项目可对照
03.05.6	门诊检查报告	完整性:门诊检查报告记录(报告审核时间、审核状态) 及时性:检查科室检查记录(项目执行时间)≤门诊检查报告记录(报告审核时间)
03.05.7	门诊检查报告	整合性:院外检查报告记录中病人标识、检查项目、诊断应与院内检查相关数据和字典可对照
03.06.3	门诊病历记录	一致性:门诊病历记录(病人性别、科室、诊断)
03.06.4	门诊病历记录	完整性:门诊病历记录(病人标识、病人姓名、诊断名称)
03.06.5	门诊病历记录	完整性: 1. 门诊病历记录(就诊时间、医师签名) 2. 门诊病历记录中主诉、辅助检查、病史等描述性记录字符数>50
03.06.6	门诊病历记录	及时性:门诊病历记录(创建时间)<(签名时间)
03.06.7	门诊病历记录	整合性: 院外病历记录(病人标识)与院内就诊病人标识可对照

检查科室

项目代码	业务项目	数据质量考查项目
04.01.3	申请与预约	一致性:检查申请记录(检查项目名称、检查项目代码、检查部位)
04.01.4	申请与预约	完整性: 1. 检查申请记录(申请单编号、病人标识、病人姓名、检查项目、部位、检查目的、申请医师、申请科室) 2. 检查预约记录(申请单编号、病人标识、病人姓名、检查项目、部位、检查安排时间)
04.01.5	申请与预约	完整性:检查申请记录(诊断、特殊情况描述、执行科室、检查科室位置、申请时间) 整合性:检查科室接收的检查申请记录与临床科室的检查检查记录(申请单编号、病人标识、检查项目、部位、申请医师、申请科室)可对照
04.01.6	申请与预约	及时性:检查申请记录(检查申请时间)≤检查预约记录(检查安排时间)
04.01.7	申请与预约	整合性:医联体相关医院间检查检查申请记录中(病人标识、检查项目、部位)可对照
04.02.3	检查记录	一致性:检查记录(检查项目、部位)
04.02.4	检查记录	完整性:检查记录(病人标识、检查项目、部位、测量值)
04.02.5	检查记录	完整性:检查记录(检查时间、检查医师或技师、检查状态) 整合性:检查记录与检查申请记录(病人标识、检查项目)数据内容可对照
04.02.6	检查记录	及时性:检查申请记录(检查申请时间)≤检查记录(检查时间)
04.02.7	检查记录	
04.03.3	检查报告	一致性:检查报告记录(检查项目、部位)
04.03.4	检查报告	完整性:检查报告记录(检查报告编号、病人标识、检查项目、部位、检查结论、报告时间)
04.03.5	检查报告	完整性:检查报告记录(检查所见、报告医师、审核医师、检查状态) 整合性:检查报告记录与检查申请记录(申请单编号、病人标识、检查项目、部位、申请科室)可对照
04.03.6	检查报告	及时性:检查申请记录(申请时间)≤检查记录(病人报到时间)≤检查记录(检查时间)≤检查报告记录(报告审核时间)

项目代码	业务项目	数据质量考查项目
04.03.7	检查报告	整合性:医联体机构之间检查报告记录(病人标识、检查项目、诊断)可对照
04.04.3	检查图像	一致性:检查图像(检查项目、部位、采集人的名称和编码)
04.04.4	检查图像	完整性:检查图像记录(图像唯一编号、病人标识号)
04.04.5	检查图像	完整性:检查图像记录(图像产生时间、检查部位、图像产生设备) 整合性: 1. 检查图像记录与检查申请记录(检查项目、病人标识)可对照 2. 检查图像记录与检查报告记录(图像号)可对照
04.04.6	检查图像	及时性:检查申请记录(检查申请时间)≤检查图像记录(图像产生时间)≤检查报告记录(检查报告时间)
04.04.7	检查图像	整合性:医联体传入医院的图像记录与检查报告记录中(病人标识、检查部位)能够与本医院(病人标识、检查部位)可对照

检验处理

项目代码	业务项目	数据质量考查项目
05.01.3	标本处理	一致性:检验标本记录(标本编码、标本名称)
05.01.4	标本处理	完整性:标本记录(标本标识、标本编码、标本签收状态)
05.01.5	标本处理	完整性:标本记录(标本类别、容器类别、病人标识、标本采集时间、采集人) 整合性:标本记录与检验申请记录(检验申请单号)可对照
05.01.6	标本处理	完整性:标本传送记录(标本标识、标本位置、状态改变时间) 及时性:检验申请记录(申请时间)<标本记录(标本采集时间)
05.01.7	标本处理	整合性:医联体中外送标本或外院标本记录中(本院病人标识、外院病人标识)可对照
05.02.3	检验结果记录	一致性:检验结果记录(检验报告项目、参考值范围)
05.02.4	检验结果记录	完整性:检验结果记录(检验申请单号、检验时间、检验项目、项目结果)

项目代码	业务项目	数据质量考查项目
05.02.5	检验结果记录	完整性： 1. 检验结果记录(病人标识、正常参考值) 2. 检验危急值记录(检验项目、危急结果值、报告人、报告内容、报告时间) 3. 质控记录(质控时间、项目、结果、靶值) 整合性： 1. 检验结果记录与检验申请记录(病人标识、检验单号)可对照 2. 检验申请记录与检验结果记录(检验申请项目、检验报告项目)可对照
05.02.6	检验结果记录	及时性：检验标本记录(标本签收时间)≤检验结果记录(结果报告时间)
05.02.7	检验结果记录	整合性：检验结果记录(病人标识、检验项目)与外部医疗机构检验申请记录(病人标识、检验项目)可对照
05.03.3	报告生成	一致性：检验报告记录(项目名称、参考值范围)
05.03.4	报告生成	完整性：检验报告记录(检验申请单号、病人标识、检验报告项目、检验结果、报告时间、报告科室)
05.03.5	报告生成	完整性：检验报告记录(正常参考范围、报告人、审核人) 整合性：检验报告记录与检验申请记录(申请单号、病人标识)可对照
05.03.6	报告生成	及时性：标本记录(标本采集时间)≤检验结果记录(检验时间)<检验报告记录(报告发布时间)
05.03.7	报告生成	整合性： 1. 外送标本返回的报告(病人标识、检验报告项目)与院内记录可对照 2. 外部机构申请的检验结果记录中(病人标识)与外院申请记录(病人标识)可对照

治疗信息处理

项目代码	业务项目	数据质量考查项目
06.01.3	一般治疗记录	一致性：治疗执行记录(治疗项目编码、治疗项目名称)
06.01.4	一般治疗记录	完整性：治疗执行记录(病人标识、病人姓名、治疗项目名称)
06.01.5	一般治疗记录	完整性：治疗执行记录(治疗时间、治疗师) 整合性：治疗执行记录与治疗计划记录或治疗处方(病人标识、治疗项目)可对照

续表

项目代码	业务项目	数据质量考查项目
06.01.6	一般治疗记录	完整性:治疗预约记录(预约时间、治疗计划项目) 及时性:治疗申请记录(申请时间)<治疗计划记录或治疗处方(治疗计划时间)<治疗执行记录(治疗时间)
06.01.7	一般治疗记录	整合性:医联体医疗机构间治疗申请、治疗记录中(病人标识、治疗项目)可对照
06.02.3	手术预约与登记	一致性:手术申请记录(手术项目名称、手术编码)
06.02.4	手术预约与登记	完整性:手术申请记录(手术标识号、病人标识、手术名称、手术日期、手术医师)
06.02.5	手术预约与登记	完整性:手术申请记录(手术执行科室、助手姓名、麻醉方式、器械要求) 整合性: 1. 手术申请记录与麻醉记录(病人标识、手术标识号)可对照 2. 手术记录与病案首页(手术名称、手术代码)可对照
06.02.6	手术预约与登记	完整性:手术记录(病人标识、手术标识号、手术名称、手术描述、手术医师、手术开始时间、手术结束时间) 及时性:手术申请记录(手术申请时间)≤手术记录(手术开始时间)<手术记录(手术结束时间)
06.02.7	手术预约与登记	整合性:医联体病历记录中的手术记录(病人标识、手术编码)与本院相应项目可对照
06.03.3	麻醉信息	一致性:麻醉记录(麻醉方法、手术名称)
06.03.4	麻醉信息	完整性:麻醉记录(手术标识号、病人标识、病人姓名、手术名称、麻醉方法、麻醉师姓名)
06.03.5	麻醉信息	完整性:麻醉记录(麻醉事件、术中用药、麻醉开始时间、进入恢复室时间、麻醉苏醒时间) 整合性:麻醉记录与手术记录(手术标识号、麻醉方式)可对照
06.03.6	麻醉信息	及时性:麻醉记录(麻醉开始时间)<手术记录(手术开始时间)<麻醉记录(进入麻醉恢复室时间)<麻醉记录(麻醉苏醒时间)
06.03.7	麻醉信息	整合性:医联体医院病历中麻醉记录中(病人标识、麻醉方式)与本医院相应记录数据可对照
06.04.3	监护数据	一致性:监护记录(体征项目、护理措施)

续表

项目代码	业务项目	数据质量考查项目
06.04.4	监护数据	完整性：监护记录（病人标识、监测项目、护理措施、护理执行人）
06.04.5	监护数据	完整性：监护记录（护理记录、评估记录、体征采集时间、评估时间、治疗项目、治疗时间） 整合性： 1. 监护记录与检验结果记录（病人标识、检验报告项目代码）可对照 2. 监护记录与医嘱记录（病人标识、医嘱项目代码）可对照
06.04.6	监护数据	及时性：检验记录（危急值报警时间）＜监护记录（危急值处置时间）
06.04.7	监护数据	整合性：外部医疗机构病历记录中的监护数据（病人标识、监测项目）与本医院中相应记录可对照

医疗保障

项目代码	业务项目	数据质量考查项目
07.01.3	血液准备	一致性：血液记录（血液项目名称、血液编码）
07.01.4	血液准备	完整性：血液库存记录（血液编码、血袋编号、血型、数量、单位、入库时间）
07.01.5	血液准备	完整性：血液记录（捐血者编码、捐血时间） 整合性：血液库存记录与血液使用记录（血袋编号、血液编码）可对照
07.01.6	血液准备	完整性：血液库存记录（入库时间、出库时间记录、操作人员） 及时性：血液库存记录（入库时间）＜血液库存记录（出库时间）＜血液使用记录（输血时间）
07.01.7	血液准备	整合性：院外血液记录与院内血液库存记录（血袋号、血型编码）可对照
07.02.3	配血与用血	一致性：配血记录（血型编码、配血检验项目）
07.02.4	配血与用血	完整性：配血记录（病人标识、配血检验项目、检验结果、配血时间）
07.02.5	配血与用血	完整性： 1. 配血记录（配血人、核对人员） 2. 用血记录（病人标识、血型编码、输血时间、血袋编号） 整合性：配血记录与输血记录（病人标识、血型编码）可对照

续表

项目代码	业务项目	数据质量考查项目
07.02.6	配血与用血	及时性:配血记录(配血时间)<用血记录(输血时间)
07.02.7	配血与用血	完整性:医联体病历中输血记录(病人标识、血型编码)与医院内的相关记录可对照
07.03.3	门诊药品调剂	一致性:门诊配药记录(药品名称、药品编码、给药途径)
07.03.4	门诊药品调剂	完整性:门诊配药记录(病人标识、姓名、药品编码、药品名称、给药途径、给药频率、发药数量)
07.03.5	门诊药品调剂	完整性:门诊配药记录(处方开立时间、诊断、剂量、剂量单位、处方医师、审核药师、审核时间) 整合性:药品调剂记录和门诊处方记录(病人标识、处方号、药品代码)可对照
07.03.6	门诊药品调剂	完整性:门诊配药记录(处方审核时间、发药时间) 及时性:门诊处方记录(处方开立时间)<处方审核记录(处方审核时间)≤门诊配药记录(处方发药时间)
07.03.7	门诊药品调剂	整合性:医联体门诊处方记录(病人标识、药品编码、给药途径)项目与本院相关记录可对照
07.04.3	病房药品配置	一致性:药房配药记录(药品名称、药品编码、给药途径)
07.04.4	病房药品配置	完整性:药房配药记录(病人标识、姓名、药品编码、药品名称、给药途径、给药时间、发药数量)
07.04.5	病房药品配置	完整性:药房配药记录(医嘱执行时间、剂量、剂量单位、审核药师、审核时间) 整合性:药房配药记录与医嘱执行记录(病人标识、药品编码、给药途径)可对照
07.04.6	病房药品配置	及时性: 1. 医嘱记录(医嘱开立时间)<药房配药记录(发药时间) 2. 药房配药记录(发药时间)<药品执行记录(给药时间)
07.04.7	病房药品配置	整合性:医联体病历记录中药疗医嘱记录(病人标识、药品编码、给药途径)与本院相关项目数据可对照

病历管理

项目代码	业务项目	数据质量考查项目
08.01.3	病历质量控制	一致性:病案质控记录(质控项目名称)
08.01.4	病历质量控制	完整性:病案质控记录(病人标识、质控项目编码、质控时间)
08.01.5	病历质量控制	完整性:病历质控记录(书写医师、质控人员编码、病历质控问题描述、病案评分、时限超时标志) 整合性:病历质控记录与病历记录(病人标识、病历章节标识)可对照
08.01.6	病历质量控制	及时性:病历质控记录(质控时间)<病历质控记录(修改时间)<病历质控记录(质控确认完成时间)
08.01.7	病历质量控制	整合性:医联体外院病历(病人标识)与医院病历记录可对照

信息利用

项目代码	业务项目	数据质量考查项目
10.01.3	临床数据整合	一致性: 1. 住院病案首页(出院诊断编码、门诊诊断、手术操作编码、性别) 2. 门诊病案记录(门诊诊断)
10.01.4	临床数据整合	完整性: 1. 病案首页(病人标识、住院标识、入院科室、出院科室、入院时间、出院时间) 2. 检查报告(病人标识、检查项目、结论、检查时间) 3. 检验报告(病人标识、检验项目、结果、参考范围、检验时间) 4. 医嘱记录(病人标识、医嘱代码、医嘱开始时间) 5. 体征记录(病人标识、体征项目、测量结果、测量时间) 整合性:医嘱、检查、检验、手术、药品、体征项目能全部与病人标识对应
10.01.5	临床数据整合	一致性:形成临床数据仓库的项目有数据元素定义、值域定义。数据内容与值域字典可对应 完整性:住院病案首页数据全部内容符合病案首页质量规范必填项要求

项目代码	业务项目	数据质量考查项目
10.01.6	临床数据整合	完整性： 1. 从结构化病历记录中抽取记录项目与项目值，包括从入院记录提取结构化项目（主诉、现病史、既往史、个人史、婚育史、家族史、体格检查、专科情况、辅助检查等相关章节提取结构化数据）；病程记录（当前病情记录、评分、诊疗计划等相关章节提取结构化数据）；出院小结（诊疗情况、目前情况、评分、出院诊断、出院注意事项、出院带药等相关章节提取结构化数据） 2. 结构化检查报告记录中抽取记录项与项目值，包括检查描述、检查结论（提取量化项目名称、量化文本结果、量化数字结果、量化日期结果、量化布尔值等） 3. 抽取的数据项目超过结构化定义项目内容的50%
10.01.7	临床数据整合	完整性：数据仓库中数据有注册登记，每个登记的数据索引有唯一数据标识与实际数据对应

电子病历系统功能规范（试行）

卫医政发〔2010〕114 号

第一章　总　则

第一条　为规范医疗机构电子病历管理，明确医疗机构电子病历系统应当具有的功能，更好地发挥电子病历在医疗工作中的支持作用，促进以电子病历为核心的医院信息化建设工作，根据《中华人民共和国执业医师法》《医疗机构管理条例》《病历书写基本规范》《电子病历基本规范（试行）》和《电子病历基本架构与数据标准（试行）》等法律、法规和规范性文件，制定本规范。

第二条　本规范适用于医疗机构电子病历系统的建立、使用、数据保存、共享和管理。

第三条　电子病历系统是指医疗机构内部支持电子病历信息的采集、存储、访问和在线帮助，并围绕提高医疗质量、保障医疗安全、提高医疗效率而提供信息处理和智能化服务功能的计算机信息系统，既包括应用于门（急）诊、病房的临床信息系统，也包括检查检验、病理、影像、心电、超声等医技科室的信息系统。

第四条　本规范是医疗机构建立和完善电子病历系统的功能评价标准，侧重于提高医疗质量、保障医疗安全、提高医疗效率相关的重要功能，不涉及实现各项功能的技术和方式。

第五条　电子病历系统功能分为必需、推荐和可选三个等级。必需功能是指电子病历系统必须具备的功能；推荐功能是指电子病历系统目前可以暂不具备，但在下一步发展中应当重点扩展的功能；可选功能是指为进一步完善电子病历系统，医疗机构根据实际情况选择实现的功能。

第二章　电子病历系统的基础功能

第六条　电子病历系统应当具有用户授权与认证、使用审计、数据存储与管理、患者隐私保护和字典数据管理等基础功能，保障电子病历数据的安全性、可靠性和可用性。电子病历的管理以建立数据中心为基础，实现信息实时上传和自动备份到医院数据中心和第三方存储中心，在设定一定权限的基础上实现数据资源的共享，并保障数据安全。

第七条　用户授权功能包含以下功能要求：

（一）必需的功能

1. 创建用户角色和工作组，为各使用者分配独立用户名的功能。

2. 为各角色、工作组和用户进行授权并分配相应权限，提供取消用户的功能，用户取消后保留该用户在系统中的历史信息。

3. 创建、修改电子病历访问规则，根据业务规则对用户自动临时授权的功能，满足电子病历灵活访问授权的需要。

4. 提供记录权限修改操作日志的功能。

（二）推荐的功能

1. 对用户权限加以时间限制的功能，超出设定的时间不再具有相应的权限。

2. 提供根据法律、法规的规定，对患者本人及其监护人、代理人授权访问部分病历资料的功能。

第八条 用户认证功能包含以下功能要求：

必需的功能：

1. 电子病历系统的使用者必须经过规范的用户认证，至少支持用户名/密码、数字证书、指纹识别中的一种认证方式。

2. 系统采用用户名/密码认证方式时，要求用户必须修改初始密码，并提供密码强度认证规则验证功能，避免用户使用过于简单的密码。

3. 设置密码有效期，用户使用超过有效期的密码不能登录系统。

4. 设置账户锁定阈值时间，用户多次登录错误时，自动锁定该账户，管理员有权限解除账户锁定。

5. 系统采用用户名/密码认证方式时，管理员有权限重置密码。

第九条 使用审计功能包含以下功能要求：

必需的功能：

1. 用户登录电子病历系统、访问患者电子病历时，自动生成、保存使用日志，并提供按用户追踪查看其所有操作的功能。

2. 对电子病历数据的创建、修改、删除等任何操作自动生成、保存审计日志（至少包括操作时间、操作者、操作内容等），并提供按审计项目追踪查看其所有操作者、按操作者追踪查看其所有操作等功能。

3. 提供对用户登录所用的数字证书进行审计的功能。

第十条 数据存储与管理功能包含以下功能要求：

（一）必需的功能

1. 支持对各种类型的病历资料的转换、存储管理，并采用公开的数据存储格式，使用非特定的系统或软件能够解读电子病历资料。

2. 提供按标准格式存储数据或将已存储数据转换为标准格式的功能；处

理暂无标准格式的数据时,提供将以私有格式存储的数据转换为其他开放格式数据的功能。

3. 在存储的电子病历数据项目中保留文本记录。

4. 提供电子病历数据长期管理和随机访问的功能。

5. 具有电子病历数据备份和恢复功能;当电子病历系统更新、升级时,应当确保原有数据的继承与使用。

6. 具备保障电子病历数据安全的制度和措施,有数据备份机制。

(二)推荐的功能

1. 以适当的方式保存完整医疗记录,能够以原有样式再现医疗记录。

2. 当超出业务规则规定的时限或场景时,禁止再修改医疗记录的功能。

3. 有条件的医疗机构应当建立信息系统灾备体系。

第十一条 患者隐私保护功能包含以下功能要求:

(一)必需的功能

1. 对电子病历设置保密等级的功能,对操作人员的权限实行分级管理,用户根据权限访问相应保密等级的电子病历资料。授权用户访问电子病历时,自动隐藏保密等级高于用户权限的电子病历资料。

2. 当医务人员因工作需要查看非直接相关患者的电子病历资料时,警示使用者要依照规定使用患者电子病历资料。

(二)推荐的功能

提供对电子病历进行患者匿名化处理的功能,以便在必要情况下保护患者健康情况等隐私。

第十二条 字典数据管理功能包含以下功能要求:

必需的功能:

1. 提供各类字典条目增加、删除、修改等维护功能。

2. 提供字典数据版本管理功能,字典数据更新、升级时,应当确保原有字典数据的继承与使用。

第三章　电子病历系统的主要功能

第一节　电子病历创建功能

第十三条 为患者创建电子病历,必须赋予患者唯一的标识号码,建立包含患者基本属性信息的主索引记录,确保患者的各种电子病历相关记录准确地与患者唯一标识号码相对应。

第十四条 电子病历主索引创建功能包含以下功能要求:

必需的要求:

1. 为患者(含急诊或其他情况下身份不确定的患者)创建电子病历并赋予统一编码的唯一标识号码功能,通过该标识号码可查阅患者的电子病历相关信息。

2. 为每位患者电子病历创建唯一的主索引,并记录患者基本信息(应当至少包括患者姓名、性别、出生日期、常住地地址等),并能够对患者基本信息进行必要的修改、补充和完善。

3. 为患者分配其他类型标识的功能,如病案号、医疗保险号、身份证号等,并能将各类标识与电子病历唯一标识号码进行关联。

4. 提供按照患者唯一标识号码、其他类型标识、基本信息项等进行分类检索,查询患者基本信息的功能。

5. 对患者基本信息主要项目(如姓名、性别、出生日期等)进行修改时,提供修改日志记录的功能。

第十五条 电子病历查重合并功能包含以下功能要求:

必需的功能:

提供电子病历自动查重功能,能够将同一患者的多重电子病历与该患者唯一标识号码进行关联,通过唯一标识号码可查阅患者的电子病历相关信息。

第二节 患者既往诊疗信息管理功能

第十六条 电子病历系统应当提供患者既往诊疗信息的收集、管理、存储和展现的功能,使医护人员能够全面掌握患者既往诊疗情况。

第十七条 既往疾病史管理功能包含以下功能要求:

(一)必需的功能

1. 对患者既往疾病诊断(或主诉)和治疗情况等记录内容进行增加、修改、删除等操作的功能,记录内容应当至少包括疾病(主诉)描述、诊断、诊断医师、诊断日期等。

2. 对患者既往手术史等记录内容进行增加、修改、删除等操作的功能,记录内容应当至少包括手术名称、手术日期、术者等内容。

3. 对患者既往用药史等记录内容进行增加、修改、删除等操作的功能,记录内容应当至少包括药物名称、用药起止时间、用药剂量、途径、频次等内容。

4. 采集患者既往门诊诊疗有关信息的功能,门诊诊疗信息应当至少包括就诊日期、就诊科室、诊断等,并对患者的疾病诊断按照分类编码录入。

5. 提供以自由文本方式录入诊断(或主诉)、手术及操作名称的功能。

(二)推荐的功能

从患者本次就诊记录中自动提取诊断信息,并将其归入诊断史中进行管理的功能。

第十八条 药物过敏史和不良反应史管理功能包含以下功能要求：

必需的功能：

对患者药物过敏史和不良反应史进行增加、删除、修改等操作的功能，药物过敏史记录内容应当至少包括过敏药物、过敏症状、严重程度、发生日期等；药物不良反应史记录内容应当至少包括不良反应症状、发生原因、严重程度、发生时间等。

第十九条 电子病历系统应当能够按照类别完整展现患者既往疾病史、药物过敏史和不良反应史、门诊和住院诊疗信息等。

第三节 住院病历管理功能

第二十条 住院病历管理功能主要为医疗、护理和检查检验结果等医疗电子文书提供创建、管理、存储和展现等功能支持。

第二十一条 住院病历创建功能包含以下功能要求：

（一）必需的功能

1. 按照卫生部《病历书写基本规范》和《电子病历基本规范（试行）》的要求，创建住院病历各组成部分病历资料的功能，并自动记录创建时间（年、月、日、时、分）、创建者、病历组成部分名称。

2. 提供住院病历创建信息补记、修改等操作功能，对操作者应当进行身份识别、保存历次操作印痕、标记准确的操作时间和操作者信息。

（二）推荐的功能

1. 提供根据患者住院期间电子病历记录，自动生成病案首页中住院天数、确诊日期、出院诊断、手术及操作、费用信息、护理等信息的功能。

2. 提供为临床试验病例、教学病例等特殊病历资料进行标识的功能。

第二十二条 住院病历录入与编辑功能包含以下功能要求：

（一）必需的功能

1. 支持病历各组成部分录入与编辑的功能。

2. 提供按照病历组成部分、内容和要求，根据电子病历系统中相关数据，自动生成住院病历部分内容的功能。

3. 提供自由文本录入功能。

4. 提供在住院病历指定内容中复制、粘贴患者本人住院病历相同信息的功能；禁止复制、粘贴非患者本人信息的功能。

5. 提供结构化界面模板，可以按照住院病历组成部分、疾病病种选择所需模板；模板内容应当符合该疾病现有诊疗指南、规范要求。

6. 提供为医疗机构定制住院病历默认样式的功能，默认样式包括纸张尺寸、字体大小、版面设置等。

7. 提供暂时保存未完成住院病历记录,并授权用户查看、修改、完成该病历记录,提供住院病历记录确认完成并记录完成时间的功能。

8. 提供住院病历记录双签名功能,当由实习医师、试用期医务人员书写病历时,应当经过本医疗机构注册的医师审阅、修改,并保留书写者与审阅者的双签名。

9. 防止对正处于编辑状态的住院病历在另一界面打开、编辑的功能。

(二)推荐的功能

1. 提供在住院病历记录中插入患者基本信息、医嘱信息、辅助检查报告、生命体征信息等相关内容的功能。

2. 提供病历记录和内容片段两级模板支持功能。

3. 提供结构化病历记录项目内容合理性检查与提示功能,包括项目独立检查和项目之间、项目与患者个人特征间的相关性检查。

4. 提供包含展现样式的病历记录录入编辑和保存功能;提供所见即所得的病历记录录入编辑功能。

(三)可选的功能

1. 提供在住院病历记录中嵌入图片、表格、多媒体数据并进行编辑的功能。

2. 提供在住院病历记录中插入来自系统内部或外部的疾病知识资料库相关知识文本的功能。

3. 提供常用术语词库辅助录入功能,术语词库包括症状名称、体征名称、疾病名称、药物名称、手术名称、操作名称、护理级别名称等。

4. 提供结构化(可交互元素)模板辅助录入功能,并在病历记录中保留结构化模板形成的结构。

5. 在病历记录录入编辑过程中自动保存编辑内容,并在系统出现异常中断的情况下恢复正在编辑文档的功能。

第二十三条 住院病历记录修改功能,包含以下功能要求:

(一)必需的功能

1. 提供病历记录的修改和删除功能,并自动记、保存病历记录所有修改的痕迹,应当至少包括修改内容、修改人、修改时间等。

2. 对病历记录按照用户修改权限管理的功能,允许上级医务人员修改下级医务人员创建的病历记录。

(二)推荐的功能

提供病历记录禁止修改及打印的设置功能。

第二十四条 病历模板管理功能,包含以下功能要求:

（一）必需的功能

1. 提供用户自定义病历模板的功能，并对创建模板进行权限管理，能够对用户创建的模板进行授权使用。

2. 提供对病历模板的使用范围进行分级管理的功能，病历模板使用范围包括：创建者个人、科室、全院。

（二）可选的功能

1. 提供创建结构化模板功能，结构化模板至少包含单选项、多选项、必填项、填空、不可修改文本等元素。

2. 提供模板中定义自动宏替换元素功能，宏替换元素可用于在病历记录中经常出现的患者姓名、性别、主诉等内容。

3. 提供结构化模板中，对结构化元素设定录入方式、取值范围、校验规则等属性功能。

第二十五条 护理记录管理功能包含以下功能要求：

必需的功能：

1. 提供患者生命体征记录功能，生命体征包括：体温、脉搏、呼吸和血压等。

2. 提供自定义生命体征项目的功能。

3. 提供手术护理记录单录入功能。

4. 提供危重护理记录单录入功能。

第四节　医嘱管理功能

第二十六条 医嘱管理主要对医嘱下达、传递和执行等进行管理，重点是支持住院及门（急）诊的各类医嘱，保障医嘱实施的正确性，并记录医嘱实施过程的关键时间点。

第二十七条 医嘱录入的一般功能，适用于所有类型的医嘱［含门（急）诊各类处方和医嘱］，包含以下功能要求：

（一）必需的功能

1. 医嘱录入功能应当支持临床所有类型医嘱及其内容的录入，医嘱内容至少应当包括长期医嘱起始日期和时间、长期医嘱内容、停止日期和时间、临时医嘱时间、临时医嘱内容、医师签名、执行时间、执行护士签名等。

2. 在所有医嘱录入和处理界面的明显部位显示患者信息的功能，患者信息应当至少包括患者唯一标识号码、姓名、性别、年龄等。

3. 提供医师级别与处方权相匹配的提示功能。

4. 提供医嘱模板辅助录入功能和成组医嘱录入功能，医师可以根据患者病情选择、修改其中部分或全部医嘱，同时提供使用自由文本录入医嘱的功能。

5. 提供医嘱补录入功能,因抢救危急患者需要下达口头医嘱,应当在抢救结束后即刻据实补记录入,并给予特殊标识。

6. 自动记录医嘱录入时间和录入医师信息的功能。

7. 提供医嘱双签名功能,当由实习医师、试用期医务人员和通过认定的进修医务人员按照上级医师要求下达医嘱时,应当经过本医疗机构注册的医师审阅、修改、确认后生效,并保留书写者与审阅者的双签名。

8. 提供医嘱内容完整性和基本合理性校验功能。

9. 提供药品、医用耗材、诊疗项目等字典及分类检索、编码检索、关键字检索等功能,供用户录入医嘱使用。

10. 提供显示患者既往患病诊疗医嘱的功能。

(二)推荐的功能

1. 提供录入、处理非本院药物、诊疗项目的功能,以便给患者开具药品外购处方,或开具外院诊疗申请单。

2. 提供对医嘱的医保政策符合性进行自动检查和提示的功能。

3. 提供显示医嘱对应的收费项目价格,显示患者预交金金额信息的功能。

(三)可选的功能

1. 提供固定时间区间长期医嘱的录入功能。

2. 提供提前录入在未来某时刻生效的医嘱的功能。

3. 提供单一操作停止当前所有有效医嘱的功能,方便在患者术前或出院前停止所有医嘱。

第二十八条 药物治疗医嘱[含门(急)诊处方]录入功能,除满足医嘱录入的一般功能外,包含以下功能要求:

(一)必需的功能

1. 提供药物治疗医嘱录入功能,医嘱内容至少包括药品名称、规格、剂量、给药途径、使用频次、录入时间、执行人、执行起止时间、使用备注、抗菌药物皮试等内容。

2. 在所有医嘱录入和处理界面的明显部位显示患者是否有药物过敏的标志功能。

3. 提供主动提示药品的常用剂量、用法,药品说明书查询功能,并根据药品配伍禁忌、药物过敏反应进行医嘱自动审查和提示;按照临床合理用药有关规定,当医师选择限制性药品和超常规剂量用药时,系统提供警示。

4. 按照《处方管理办法》有关要求,对门(急)诊处方进行审核并提示的功能。

5. 提供抗菌药物等特殊药品分级使用管理的功能。

6. 提供自备药的标识功能。

7. 提供医嘱单、处方打印和输出功能。

（二）推荐的功能

1. 提供常用药物列表功能，包括专科常用药物、疾病常用药物列表等，并提示药品价格、库存情况等相关信息。

2. 提供从患者既往用药医嘱复制、导入，并进行修改后生成新医嘱的功能。

3. 提供按照临床合理用药有关规定对医嘱、处方进行审核的功能，包括药物合理性检验，药物与医疗保险、新农合等政策的符合性检验等。

4. 提供按药品通用名、商品名、药品作用等关键词进行分类检索药品的功能。

5. 提供住院患者出院带药处方打印功能。

（三）可选的功能

1. 提供根据患者年龄、体重、肝肾功能等个人情况计算药品使用量的功能。

2. 提供处方药、非处方药提示的功能。

3. 提供按照《国家基本药物目录》《国家处方集》对医嘱、处方进行审核和提示的功能。

4. 提供医疗保险和新农合用药政策查询功能，包括药品目录、特殊疾病用药目录、特殊药物使用规定、用药量规定、自费比例查询等。

第二十九条 检查检验类医嘱录入和处理功能，除满足医嘱录入的一般功能外，包含以下功能要求：

（一）必需的功能

1. 提供检查检验医嘱录入功能，录入内容应当至少包括检查部位或标本类型、检查项目、标本条件等内容。

2. 提供各类检查检验申请单模板、项目字典等功能，项目字典包括检查项目、取材部位和标本材料等字典。

3. 提供生成检查检验申请单时自动获取患者基本信息和临床诊疗信息的功能，并对申请单内容完整性、合理性进行审核、提示。

4. 提供为指定检查检验医嘱标识紧急程度的功能。

5. 提供各类检查检验申请单打印功能。

（二）推荐的功能

1. 提供结构化检查检验医嘱功能，能够以结构化方式录入检查部位、检查项目等内容。

2．提供检查检验申请执行状态查询功能。

3．提供为检查检验申请与患者临床诊断相关性审核的功能。

4．提供有关检查检验项目的参考知识功能，包括检查条件、注意事项等内容。

第三十条 医嘱处理与执行功能包含以下功能要求：

（一）必需的功能

1．提供医嘱修改、提交、审核、执行、回退、打印医嘱的功能。

2．当医师新下达、停止、取消医嘱时，提供新开立、停止、取消医嘱列表及人工核查确认功能，并通过屏幕提示或声音提醒等方式告知护士进行相应处理。

3．当医师取消医嘱时，系统自动按照临床诊疗规范进行审核，并记录医嘱取消时间和操作医师信息。

4．提供按照医嘱内容生成临床所需各种执行单的功能，并提供打印患者检查检验标本条形码或将条形码与患者标本进行关联的功能。

5．提供医嘱执行过程中，对患者标识、医嘱、执行时间、药品或标本容器进行核对和结果提示功能，并支持条形码等计算机读取手段的应用。

6．提供根据医嘱类型、当前执行情况、医师、执行护士等进行查询并列表显示患者医嘱的功能。

7．提供医嘱执行结果（如过敏试验结果，检验标本采集时间）的录入并向医师反馈的功能。

8．提供医嘱执行情况的监控功能，支持查询医嘱的执行时间、执行人、核对时间、核对人等信息。

9．提供打印、选择性打印、重新打印医嘱单、医嘱执行单的功能。

（二）推荐的功能

1．提供按需组合生成医嘱执行单功能，能够根据临床实际需要，按照医嘱类型、医嘱内容、药品剂型、给药途径等项目组合生成各类医嘱执行单。

2．提供床旁医嘱执行的时间、执行人的自动记录功能。

（三）可选的功能

1．提供对医师提前录入的医嘱在执行当日提醒护士处理的功能。

2．提供重整医嘱并输出、打印的功能。

第三十一条 医嘱模板管理功能包含以下功能要求：

（一）必需的功能

1．提供医嘱模板创建、修改、删除，并与字典实时同步的功能。

2．提供医嘱模板的分类管理功能，医嘱模板可以设置为公共模板、科室模板和个人模板，并设置相应的管理权限。

（二）可选的功能

1. 提供根据既往医嘱内容整合生成新医嘱模板的功能。

2. 提供构建结构化模板的功能，支持用户定制结构化诊疗项目申请单。

第五节　检查检验报告管理功能

第三十二条　检查检验报告管理功能主要为各类检查、检验报告的采集、修改、告知与查阅、报告内容展现等提供支持。

第三十三条　检查检验报告修改功能包含以下功能要求：

（一）必需的功能

允许检查检验科室对已完成的报告进行修改的功能，并主动提示接收报告用户检查检验报告已被修改的功能。

（二）推荐的功能

提供对报告的修改内容、修改时间、修改人等信息进行记录的功能。

第三十四条　检查检验报告告知功能包含以下功能要求：

必需的功能：

1. 用户在登录系统时或者在使用系统过程中，系统主动向用户提示患者有新的检查检验报告生成的功能。

2. 主动向用户提示患者检查检验报告中存在异常结果和危急结果的功能，并进行危急值提示。

第三十五条　检查检验报告内容展现功能包含以下功能要求：

（一）必需的功能

1. 提供显示检查检验报告内容的功能，报告内容应当至少包括检查检验项目名称、结果、标本采集时间、检验时间、操作者、报告审核者、审核时间等。

2. 由报告方对检查检验结果进行判读，在显示检查检验报告时，明确提示该报告为初步报告或确认报告的功能。

3. 显示检查检验报告时，系统应当根据患者性别、年龄、生理周期等因素同时显示检查检验结果正常参考范围。

4. 提供检查检验报告相关的图像或影像展现功能，对图像或影像提供基本的浏览处理和测量功能。

5. 提供检查检验报告结果输出、打印功能。

（二）推荐的功能

提供向患者主动提示检查检验报告异常结果的功能。

第三十六条　外院检查检验报告管理功能包含以下功能要求：

推荐的功能：

1. 提供外院检查检验报告采集功能，能将外院的电子检查报告导入系统,或将外院的纸质检查报告扫描后归集到本系统中统一管理和展现。

2. 提供对外院检查检验报告的来源进行标识,并对报告内容进行归类标引的功能。

第六节　电子病历展现功能

第三十七条　病历展现功能是以直观、有效、便捷的方式展现患者的病历资料,为医护人员全面、有效掌握患者的病历资料提供支持。

第三十八条　病历资料的整理功能包含以下功能要求:

必需的功能:

提供按照就诊时间顺序、病历资料类型分类整理患者医疗记录的功能。

第三十九条　病历资料的查询功能包含以下功能要求:

必需的功能:

提供分类检索、查阅病历的功能。检索项目应当至少包括患者基本信息、就诊时间、就诊科室、接诊医师、疾病编码信息等。

第四十条　电子病历的浏览功能,包含以下功能要求:

(一)必需的功能

提供可浏览患者各类电子病历内容的独立软件。

(二)推荐的功能

提供基于 Web 方式的电子病历浏览软件。

第四十一条　电子病历的展现功能包含以下功能要求:

(一)必需的功能

1. 提供查阅并展现历次就诊病历资料的功能,包括门(急)诊、住院、体检等不同的资料类型。

2. 提供在各个医疗记录显示及处理界面中显示患者基本信息的功能,患者基本信息应当至少包括患者姓名、性别、年龄(出生日期)、患者唯一标识号码、门诊号(住院号)和病案号等。

3. 提供将患者的生命体征观察值以趋势图形式展现的功能。

(二)推荐的功能

1. 提供将患者历次检查检验结果数值型指标以趋势图形式展现的功能。

2. 提供对文字型检查检验结果,对照显示历史结果的功能。

(三)可选的功能

1. 提供同时展现多项生理指标的变化趋势图的功能。

2. 提供与病历数据同时展现相关修改痕迹信息的功能,至少包括修改时间、修改人、修改内容等信息。

第四十二条　电子病历的打印/输出功能包含以下功能要求:

（一）必需的功能

1. 提供将电子病历中的各类医疗记录进行纸张打印的功能,打印格式符合卫生行政部门对纸质病历的相关要求。

2. 提供电子病历记录按照最终内容(不含修改痕迹)打印的功能。

3. 提供电子病历打印预览、接续打印功能。

（二）推荐的功能

1. 提供将一次就诊的病历资料全部或部分进行批量打印的功能。

2. 提供打印电子病历中指定医疗记录的功能。

（三）可选的功能

1. 提供对电子病历资料打印或输出的样式进行编排的功能。

2. 提供将电子病历中的各类医疗记录以电子文件格式导出的功能。

第七节　临床知识库功能

第四十三条　临床知识库功能为医师开具医嘱、诊疗方案选择等提供辅助支持。临床知识库应用的重点是辅助医师实施正确的诊疗措施,提供主动式提示与警告,规范诊疗行为。

第四十四条　临床路径管理知识库功能包含以下功能要求:

（一）必需的功能

1. 提供根据患者病情人工确定进入特定病种临床路径管理的功能。

2. 提供根据临床路径和医师选择,生成各类医嘱和检查检验申请单的功能。

3. 提供临床路径执行、变异及其原因记录的功能。

4. 提供临床路径定义、修订的功能。

5. 提供对临床路径执行情况进行分析、统计的功能。

（二）可选的功能

提供根据患者病情自动判断并提示患者是否符合进入临床路径管理条件的功能。

第四十五条　临床诊疗指南知识库功能包含以下功能要求:

（一）必需的功能

提供调阅、修订临床诊疗指南的功能。

（二）可选的功能

提供根据临床诊疗指南指导医师、护士开展疾病诊疗、护理及健康指导工作的功能。

第四十六条　临床资料库功能包含以下功能要求:

（一）推荐的功能

1. 提供将既往典型病例、外部科技文献存入资料库，并可随时调阅的功能。

2. 提供根据关键词对资料库进行检索的功能。

（二）可选的功能

1. 提供链接至外部资料库的功能。

2. 提供对资料库进行更新升级的功能。

第四十七条 合理用药知识库功能包含以下功能要求：

（一）必需的功能

1. 提供根据患者药物过敏史对医嘱或处方进行审查并提示警告的功能。

2. 提供患者用药的相互作用审查功能，审查范围应当包括新开药物之间以及新开药物与当前用药之间的相互作用。

3. 提供对医嘱或处方药物剂量、给药途径合理性进行审查的功能，药物剂量合理性要考虑患者体重、年龄等个体因素。

4. 提供对医嘱或处方中的药物与患者疾病之间的禁忌审查的功能。

5. 提供药物的副作用、禁忌证提示功能，对需要监控副作用的药物，提示所需的检查检验项目，并根据患者怀孕、哺乳状况对药物进行禁忌审查的功能。

6. 提供对重复用药进行审查的功能，重复用药包括药品名称、药物成分以及药品类别重复的情况。

（二）推荐的功能

1. 提供当录入患者新的药物过敏史时，对当前用药进行重新审查的功能。

2. 提供分级显示警告信息的功能，可设置仅显示高级别的警告信息。

3. 提供查阅药物相互作用原理的功能。

4. 提供对用药剂量、药物浓度及给药途径进行审查，并对不合理情况进行提醒和警示的功能。

5. 提示抗菌药物与耐药菌监测信息的功能。

（三）可选的功能

1. 提供对患者当前用药与检查检验申请之间可能存在的相互影响进行审查的功能。

2. 提供在床旁给药时显示患者治疗期间系统对用药警示信息的功能。

第四十八条 医疗保险政策知识库功能包含以下功能要求：

（一）必需的功能

1. 提供当开具医嘱或处方时，按医疗保险用药或诊疗项目目录进行审查,并在超出医疗保险目录范围时给予提示的功能。

2. 提供对医疗保险政策知识库内容进行维护的功能。

（二）可选的功能

提供根据药品价格、医疗保险政策等因素自动推荐可用药品的功能。

第四十九条 对知识库提示执行情况记录功能包含以下功能要求：

（一）必需的功能

提供用户根据患者病情自主选择是否按照系统提示执行的功能,允许用户不按照系统给出的提示、警告、建议执行相关操作。

（二）推荐的功能

1. 提供当系统对医嘱或处方内容发出警示信息时,用户对系统警示内容遵从或忽略进行记录的功能。

2. 提供当用户忽略系统警示信息时,录入相关理由的功能。

第八节 医疗质量管理与控制功能

第五十条 电子病历系统通过对病历数据的汇总、统计与分析,在病历质量管理与控制、合理用药监管、医院感染监测、医疗费用监控和高值耗材监控等方面为医疗质量管理与控制提供信息支持。

第五十一条 病历质量管理与控制功能,包含以下功能要求：

（一）必需的功能

1. 授权病历质量管理人员按项目选取、调用病历的功能,项目应当至少包括患者疾病名称、病情、病区、经治医师等。

2. 按照时限要求,对住院病历记录完成情况进行自动检查,并对未按时完成的病历记录向责任医师和病历质量管理人员进行提示的功能。

3. 病历质量管理人员对病历质量评价与缺陷记录,并将病历质量评价与缺陷反馈给责任医师的功能。

4. 提供对经病历质量管理人员审查的病历标记审查时间和审查者的功能。

5. 提供病历质量管理人员自定义缺陷项目的功能。

（二）推荐的功能

1. 提供住院病历记录完成时限自定义功能。

2. 提供终末病历质量检查评分功能。

3. 提供病历质量管理人员对病历缺陷内容的纠正情况进行追踪检查的功能。

第五十二条 合理用药监控功能包含如下功能要求：

（一）必需的功能

提供药师在药品调配时对患者处方或医嘱进行合理用药自动和人工审

查功能,将发现的问题进行记录并反馈给责任医师的功能。

(二)推荐的功能

1. 提供对超剂量、超时间、多联使用抗菌药物的处方和医嘱自动筛查和报告功能。

2. 提供对指定单品种药物,能够检索使用患者并实时调阅该患者病历,进行用药合理性审查的功能。

(三)可选的功能

提供药物使用量统计监管功能,对药物使用量的异常变化自动发现和报告。

第五十三条 医院感染监测功能包含以下功能要求:

(一)推荐的功能

1. 提供根据患者生命体征数据、检验结果、医疗操作、抗菌药物使用记录等数据自动筛查并综合判断住院患者疑似医院感染病例的功能。

2. 对集中出现类似医院感染病例时,系统主动筛查并提示警告的功能。

(二)可选的功能

疑似医院感染病例经医院感染管理人员判断为医院感染确诊病例时,系统实时将患者相关信息反馈给相关医护人员的功能。提供医院感染病例的独立检索功能。

第五十四条 医疗费用监控功能包含以下功能要求:

必需的功能:

1. 提供指定时期单病种费用统计、住院人均费用、床均费用和门诊次均费用统计功能。

2. 提供指定时期药物收入占总收入比例统计功能。

3. 提供医疗保险患者医疗项目及费用审核功能。

4. 提供对患者诊疗相关费用支出情况实时监控,对高值耗材、贵重药品使用的监控管理功能。

第四章 电子病历系统的扩展功能

第一节 电子病历系统接口功能

第五十五条 电子病历系统应当支持临床科室与药事管理、检查检验、医疗设备管理、收费管理等部门之间建立数据接口,逐步实现院内数据共享,优化工作流程,提高工作效率。

第五十六条 药事管理系统接口功能包含以下功能要求:

必需的功能：

1. 提供与药房管理系统的接口功能,能够将药品医嘱或处方实时发送至药房。

2. 提供与药品库存的提示功能,支持录入药品医嘱时查询库存状态。

第五十七条 检查检验系统接口功能包含以下功能要求：

（一）必需的功能

提供与各类检查检验系统的信息接口功能,能够将检查检验申请发送给执行科室,并能接收检查检验结果或报告的功能。

（二）推荐的功能

提供查询检查检验执行状态的功能。

第五十八条 医疗设备管理接口功能包含以下功能要求：

必需的功能：

提供与医疗设备管理接口功能,能够将患者及其相关信息发送给医疗设备,并能够从医疗设备采集医疗数据,接收检查结果或报告的功能。

第五十九条 收费管理系统接口功能包含以下功能要求：

必需的功能：

1. 提供查询患者预交金费用功能。

2. 提供在开具医嘱或处方时,医嘱计费及查询相关费用的功能。

第六十条 特定疾病病例（如传染病病例）信息上报功能包含以下功能要求：

（一）推荐的功能

提供与疫情网络直报系统的数据对接,上报指定疾病病例信息的功能,接收指定疾病病例后,系统能够自动生成或录入病例有关信息,并上传到指定的机构。

（二）可选的功能

提供根据患者诊断自动触发指定疾病病例信息上报界面的功能。

第二节 电子病历系统对接功能

第六十一条 与区域医疗信息系统对接功能包含以下功能要求：

推荐的功能：

1. 提供与区域医疗信息系统共享本系统电子病历的功能。

2. 提供公立医院与基层卫生服务机构的信息系统对接功能。

第六十二条 与居民电子健康档案信息系统对接功能包含以下功能要求：

推荐的功能：

1. 提供与居民电子健康档案信息系统共享本系统电子病历的功能。

2. 提供与居民电子健康档案信息系统对接,经授权后可以实时调用患者有关居民电子健康档案信息。

第六十三条 与新农合信息系统对接功能包含以下功能要求:

推荐的功能:

提供与新农合信息系统对接,因医疗费用结算审核需求,经授权后可以定时调用本系统电子病历的功能。

第五章 附 则

第六十四条 各省级卫生行政部门可根据本规范制订本辖区相关实施细则。

第六十五条 本规范由卫生部负责解释。

第六十六条 本规范自 2011 年 1 月 1 日起施行。

电子病历应用管理规范（试行）

第一章　总　则

第一条　为规范医疗机构电子病历（含中医电子病历，下同）应用管理，满足临床工作需要，保障医疗质量和医疗安全，保证医患双方合法权益，根据《中华人民共和国执业医师法》《中华人民共和国电子签名法》《医疗机构管理条例》等法律法规，制定本规范。

第二条　实施电子病历的医疗机构，其电子病历的建立、记录、修改、使用、保存和管理等适用本规范。

第三条　电子病历是指医务人员在医疗活动过程中，使用信息系统生成的文字、符号、图表、图形、数字、影像等数字化信息，并能实现存储、管理、传输和重现的医疗记录，是病历的一种记录形式，包括门（急）诊病历和住院病历。

第四条　电子病历系统是指医疗机构内部支持电子病历信息的采集、存储、访问和在线帮助，并围绕提高医疗质量、保障医疗安全、提高医疗效率而提供信息处理和智能化服务功能的计算机信息系统。

第五条　国家卫生计生委和国家中医药管理局负责指导全国电子病历应用管理工作。地方各级卫生计生行政部门（含中医药管理部门）负责本行政区域内的电子病历应用监督管理工作。

第二章　电子病历的基本要求

第六条　医疗机构应用电子病历应当具备以下条件：

（一）具有专门的技术支持部门和人员，负责电子病历相关信息系统建设、运行和维护等工作；具有专门的管理部门和人员，负责电子病历的业务监管等工作；

（二）建立、健全电子病历使用的相关制度和规程；

（三）具备电子病历的安全管理体系和安全保障机制；

（四）具备对电子病历创建、修改、归档等操作的追溯能力；

（五）其他有关法律、法规、规范性文件及省级卫生计生行政部门规定的条件。

第七条　《医疗机构病历管理规定（2013 年版）》《病历书写基本规范》《中

医病历书写基本规范》适用于电子病历管理。

第八条 电子病历使用的术语、编码、模板和数据应当符合相关行业标准和规范的要求,在保障信息安全的前提下,促进电子病历信息有效共享。

第九条 电子病历系统应当为操作人员提供专有的身份标识和识别手段,并设置相应权限。操作人员对本人身份标识的使用负责。

第十条 有条件的医疗机构电子病历系统可以使用电子签名进行身份认证,可靠的电子签名与手写签名或盖章具有同等的法律效力。

第十一条 电子病历系统应当采用权威可靠时间源。

第三章 电子病历的书写与存储

第十二条 医疗机构使用电子病历系统进行病历书写,应当遵循客观、真实、准确、及时、完整、规范的原则。

门(急)诊病历书写内容包括门(急)诊病历首页、病历记录、化验报告、医学影像检查资料等。

住院病历书写内容包括住院病案首页、入院记录、病程记录、手术同意书、麻醉同意书、输血治疗知情同意书、特殊检查(特殊治疗)同意书、病危(重)通知单、医嘱单、辅助检查报告单、体温单、医学影像检查报告、病理报告单等。

第十三条 医疗机构应当为患者电子病历赋予唯一患者身份标识,以确保患者基本信息及其医疗记录的真实性、一致性、连续性、完整性。

第十四条 电子病历系统应当对操作人员进行身份识别,并保存历次操作印痕,标记操作时间和操作人员信息,并保证历次操作印痕、标记操作时间和操作人员信息可查询、可追溯。

第十五条 医务人员采用身份标识登录电子病历系统完成书写、审阅、修改等操作并予以确认后,系统应当显示医务人员姓名及完成时间。

第十六条 电子病历系统应当设置医务人员书写、审阅、修改的权限和时限。实习医务人员、试用期医务人员记录的病历,应当由具有本医疗机构执业资格的上级医务人员审阅、修改并予确认。上级医务人员审阅、修改、确认电子病历内容时,电子病历系统应当进行身份识别、保存历次操作痕迹、标记准确的操作时间和操作人信息。

第十七条 电子病历应当设置归档状态,医疗机构应当按照病历管理相关规定,在患者门(急)诊就诊结束或出院后,适时将电子病历转为归档状态。电子病历归档后原则上不得修改,特殊情况下确需修改的,经医疗机构医务部门批准后进行修改并保留修改痕迹。

第十八条 医疗机构因存档等需要可以将电子病历打印后与非电子化

的资料合并形成病案保存。具备条件的医疗机构可以对知情同意书、植入材料条形码等非电子化的资料进行数字化采集后纳入电子病历系统管理,原件另行妥善保存。

第十九条　门(急)诊电子病历由医疗机构保管的,保存时间自患者最后一次就诊之日起不少于 15 年;住院电子病历保存时间自患者最后一次出院之日起不少于 30 年。

第四章　电子病历的使用

第二十条　电子病历系统应当设置病历查阅权限,并保证医务人员查阅病历的需要,能够及时提供并完整呈现该患者的电子病历资料。呈现的电子病历应当显示患者个人信息、诊疗记录、记录时间及记录人员、上级审核人员的姓名等。

第二十一条　医疗机构应当为申请人提供电子病历的复制服务。医疗机构可以提供电子版或打印版病历。复制的电子病历文档应当可供独立读取,打印的电子病历纸质版应当加盖医疗机构病历管理专用章。

第二十二条　有条件的医疗机构可以为患者提供医学影像检查图像、手术录像、介入操作录像等电子资料复制服务。

第五章　电子病历的封存

第二十三条　依法需要封存电子病历时,应当在医疗机构或者其委托代理人、患者或者其代理人双方共同在场的情况下,对电子病历共同进行确认,并进行复制后封存。封存的电子病历复制件可以是电子版;也可以对打印的纸质版进行复印,并加盖病案管理章后进行封存。

第二十四条　封存的电子病历复制件应当满足以下技术条件及要求:

(一)储存于独立可靠的存储介质,并由医患双方或双方代理人共同签封;

(二)可在原系统内读取,但不可修改;

(三)操作痕迹、操作时间、操作人员信息可查询、可追溯;

(四)其他有关法律、法规、规范性文件和省级卫生计生行政部门规定的条件及要求。

第二十五条　封存后电子病历的原件可以继续使用。电子病历尚未完成,需要封存时,可以对已完成的电子病历先行封存,当医务人员按照规定完成后,再对新完成部分进行封存。

第六章 附 则

第二十六条 本规范所称的电子签名,是指《中华人民共和国电子签名法》第二条规定的数据电文中以电子形式所含、所附用于识别签名人身份并表明签名人认可其中内容的数据。"可靠的电子签名"是指符合《中华人民共和国电子签名法》第十三条有关条件的电子签名。

第二十七条 本规范所称电子病历操作人员包括使用电子病历系统的医务人员,维护、管理电子病历信息系统的技术人员和实施电子病历质量监管的行政管理人员。

第二十八条 本规范所称电子病历书写是指医务人员使用电子病历系统,对通过问诊、查体、辅助检查、诊断、治疗、护理等医疗活动获得的有关资料进行归纳、分析、整理形成医疗活动记录的行为。

第二十九条 省级卫生计生行政部门可根据本规范制定实施细则。

第三十条 《电子病历基本规范(试行)》(卫医政发〔2010〕24 号)、《中医电子病历基本规范(试行)》(国中医药发〔2010〕18 号)同时废止。

第三十一条 本规范自 2017 年 4 月 1 日起施行。